Ehrenamt – unbezahlt und unbezahlbar

Seit mehr als zwanzig Jahren arbeite ich (L. R.) nun in der Schmerztherapie und Palliativversorgung und war in dieser Zeit ständig im Kontakt mit Ehrenamtlichen und bin auch selbst als Ehrenamtlicher tätig, zum Beispiel als Vorsitzender in einem kleinen ambulanten Hospizdienst in meiner Heimatstadt.

In all diesen Jahren sind mir einige Veränderungen in der ehrenamtlichen Begleitung in der Hospiz- und Palliativversorgung in Deutschland aufgefallen. So haben mittlerweile die angemessene Ausbildung und Supervision der Ehrenamtlichen einen sehr hohen Stellenwert, was zu einer deutlichen Professionalisierung geführt hat. Merkwürdigerweise kam es dadurch aber auch zu einigen Einschränkungen im Spektrum der ehrenamtlichen Aktivitäten. Zum Beispiel sind die Ehrenamtlichen nicht mehr bereit, die Medikation des Patienten zu überwachen, und schon gar nicht, subkutane Injektionen vorzunehmen, wie dies einige nach entsprechender Anleitung in den ersten Jahren noch gemacht haben. Sie haben nun in ihrer Ausbildung gelernt, dass diese Aufgaben vom Pflegepersonal oder Arzt übernommen werden müssen, schon weil es sonst große Probleme mit der Haftpflicht geben könnte. Auch werden einige Ehrenamtliche weder Hausarbeit noch Besorgungen für den Patienten übernehmen, weil sie gelernt haben, dass der Fokus auf der psychosozialen Unterstützung liegt. So sind mit der Weiterentwicklung die ehrenamtlichen Begleiter viel professioneller geworden, aber um den Preis von weniger Flexibilität und Eingrenzung des Spektrums der möglichen Aufgaben.

Gleichzeitig bemerkte ich, dass mit der stellenweise rasanten Entwicklung der Hospiz- und Palliativversorgung in Deutschland und der Umsetzung der allgemeinen und spezialisierten Palliativversorgung im Gesundheitssystem in einigen Fällen eine Entfremdung zwischen den ambulanten Hospizdiensten mit den ehrenamtlichen Begleitern und dem Rest der Leistungserbringer stattfindet. Niedergelassene Ärzte und Mitarbeiter von Pflegediensten oder in Pflegeheimen interessieren sich für die Palliativversorgung und arbeiten auch zunehmend in diesem Bereich, wissen aber oft nicht, welche breite Palette an Möglichkeiten in der ehrenamtlichen Begleitung in der Region zur Verfügung stehen, und sind sich infolge dessen oft gar nicht bewusst, wie sinnvoll eine enge Kooperation wäre.

Bei internationalen Kongressen und anderen Besuchen in anderen Ländern bekam ich sehr unterschiedliche Eindrücke von der ehrenamtlichen Arbeit; ehrenamtliche Mitarbeiter wurden in der Gesundheitsversorgung in der Gemeinde eingesetzt oder um Palliativpatienten in den Heimatorten zu identifizieren und der Palliativversorgung zuzuleiten. Diese Aufgaben sind ganz anders, verglichen mit der ehrenamtlichen Begleitung mit psychosozialem Fokus in Deutschland.

Das breite Spektrum und die vielen Facetten des Ehrenamtes in der Hospiz- und Palliativversorgung in Deutschland werden in diesem »Leidfaden«-Themenheft abgebildet. Heiner Melching und ich möchten damit einen Beitrag zu dieser wertvollen Zusammenarbeit leisten und die Aufgaben, die die vielen Ehrenamtlichen in der Hospiz- und Palliativversorgung in Deutschland, Österreich und der Schweiz übernehmen, würdigen.

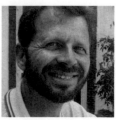 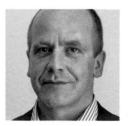

Lukas Radbruch   Heiner Melching

Leidfaden, Heft 4/2015, S. 1, © Vandenhoeck & Ruprecht GmbH & Co. KG, Göttingen, 2015, ISSN 2192–1202

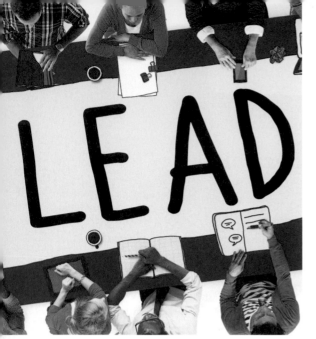

4 Steffen Fleßa | Nonprofit-Organisationen zwischen Enthusiasmus und Professionalisierung

Inhalt

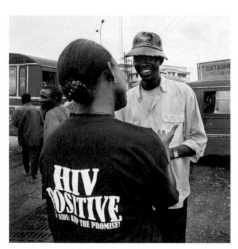

17 Carolin Loth | Ehrenamt – kein Wohlstandsphänomen

40 Monika Müller
Ehrenamtliche –
Wort, Ort, Bedeutung

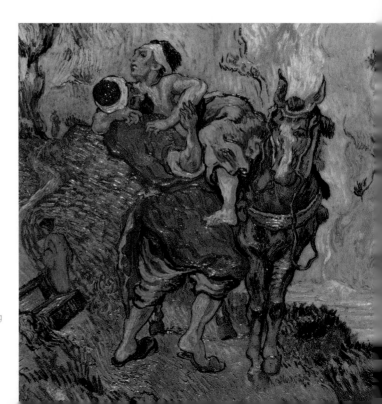

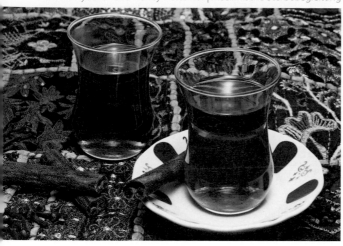

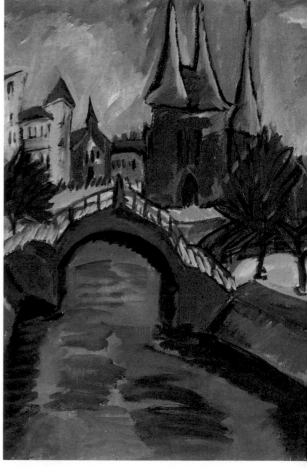

78 Franziska Kopitzsch | Wettbewerb oder Kooperation

Nonprofit-Organisationen zwischen Enthusiasmus und Professionalisierung

Eine Übertragung der Greiner-Kurve auf den Nonprofit-Sektor

Steffen Fleßa

Hinführung

Die Bedeutung der Nonprofit-Organisation (NPO) und des Ehrenamtes für die Gesellschaft wird allgemein anerkannt (Anheier, Seibel et al. 2007). NPOs agieren als Intermediär zwischen Markt- und Staatsversagen und garantieren insbesondere die Bereitstellung von Dienstleistungen, für die die Marktwirtschaft keine ausreichende Abdeckung gewährleistet (Helmig 2006). Häufig sind es hierbei Ehrenamtliche, die eine Not sehen, unbürokratische Lösungsmöglichkeiten suchen, Finanz-, Sach- und Arbeitskraftspenden für die Kostendeckung organisieren und sodann auch noch die Leitung übernehmen (Badelt und Hollerweger 2007). Fast alle großen Einrichtungen des Sozialsektors sind so entstanden: Ein oder ein paar wenige Bewegte setzen sich voll ein, um ein Problem zu lösen. Sei es die Versorgung von Kranken, eine Einrichtung für Wohnungslose, ein Projekt der Entwicklungshilfe oder die Gründung eines Sportvereins. Stets treten außergewöhnliche Persönlichkeiten hervor, reißen andere mit ihrer Begeisterung mit, erreichen Großes und schaffen beeindruckende Zeugnisse des ehrenamtlichen Engagements in Nonprofit-Organisationen (Fleßa 2009).

Betrachtet man allerdings diese Organisationen mit etwas zeitlichem Abstand von der Gründung, so scheint es doch nur sehr wenige zu geben, die dieses Engagement auf breiter Basis für lange Zeit durchhalten. Vielmehr entwickelt sich die Bedeutung der Ehrenamtlichen häufig rückläufig, während eine Professionalisierung bis hin zur Kommerzialisierung stattfindet (Schuhen 2002). Während vorher die Leitung in der Hand eines oder mehrerer engagierter Ehrenamtlicher war, wird die Führung immer häufiger von Berufsmanagern übernommen. Die Ehrenamtlichen sind oft nur noch an ausführender Position zu finden. Manche Organisationen sind – obwohl von Ehrenamtlichen als NPOs gegründet – in ihrer Leitung und Leistungserstellung nicht mehr von kommerziellen Konkurrenten zu unterscheiden.

Es stellt sich die Frage, ob diese Entwicklung regelhaft ist und ob Phasen unterschieden werden können. Hierzu wird im Folgenden auf die so genannte Greiner-Kurve zurückgegriffen, die von Larry E. Greiner (1982) in die Organisationslehre eingeführt wurde. Im Anschluss an die Vorstellung dieses Phasenmodells folgt eine Übertragung auf die Nonprofit-Organisation.

Greiner-Kurve

Greiner analysierte Unternehmensentwicklungen und stellte fest, dass es praktisch nie ein lineares Wachstum gibt, sondern dass Wachstum stets von Krisen (er selbst sprach von »Revolutionen«) begleitet wird. Tiefgreifende Veränderungen sind folglich normal und Zeichen einer gesunden Weiterentwicklung. Sie umfassen die Leistungen, die Finanzierung, die Organisation und die Führung. Nach Greiner kann ein Unternehmen dieser Phasenentwicklung nur dann entgehen, wenn es klein bleibt, das heißt, Erfolg und damit Wachstum eines Unternehmens führen unmittelbar zu einem Veränderungsdruck.

Leidfaden, Heft 4 / 2015, S. 4–9, © Vandenhoeck & Ruprecht GmbH & Co. KG, Göttingen, 2015, ISSN 2192–1202

Er unterschied sechs (ursprünglich fünf) Phasen (vgl. Abbildung 1):

- Kreativitäts- und Gründungsphase
- Phase direkter Führung und Kontrolle
- Phase der Delegation
- Phase der Koordination
- Phase der Kooperation
- Phase der Allianzen

Der Ausgangspunkt für die Kreativitäts- und Gründungsphase ist häufig eine Idee, die von einem Gründer oder einer kleinen Gruppe enthusiastischer Mitarbeiter eingebracht wird. Das Unternehmen ist klein, so dass die intrinsisch motivierten Mitarbeiter informell koordiniert werden können. Die Mitarbeiter stehen hinter der Gründungsidee und sind beziehungs- sowie leistungsmotiviert. Kontrolle ist relativ gering, da das Marktergebnis die Kontrollfunktion übernimmt. Wenn das Unternehmen wächst, kommt diese Führungsphilosophie jedoch bald zu ihrem einem Ende, da das Unternehmen zu groß und unübersichtlich wird. Das Charisma des Gründers genügt nicht mehr, um die Abstimmung zu gewährleisten, und es kommt zu einer Führungskrise.

Deshalb wird der Unternehmensgründer sich nach einem fähigen Berufsmanager umschauen, der in der Phase direkter Führung und Kontrolle das Problem der ersten Phase löst. Es werden nun stärker extrinsisch motivierte Mitarbeiter mit einer gewissen Leistungs- und Machtmotivation eingestellt, die Kontrolle erfolgt über Standardisierung innerhalb der strengen Hierarchie. Einige der Mitarbeiter bei Gründung verstehen »ihre Welt« nicht mehr und verlassen das Unternehmen, aber auch die anderen empfinden die Führung immer mehr als zentralistisch, unübersichtlich und inflexibel. Der Mitarbeiter wird zum »Zahnrad im Getriebe«, dessen persönliches Autonomie- und Sinnstreben völlig vernachlässigt wird. Je größer das Unternehmen wird, desto mehr wird dies zum Problem, das heißt, das Unternehmen wird mit einer Autonomiekrise konfrontiert.

In der Phase der Delegation versucht man, dieser Krise durch eine stärkere Dezentralisation zu begegnen. Entscheidungen werden delegiert, wo möglich Profit-Center-Organisationen oder selbstorganisierende Gruppen eingesetzt. Die Koordination ist gering und erfolgt über Standards, lediglich Ausnahmen werden zentral geregelt (management by exceptions). Allerdings

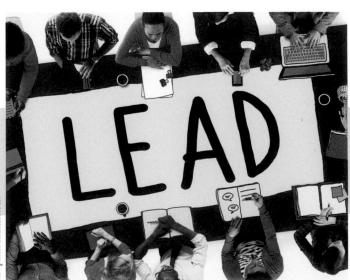

Rawpixel / Shutterstock

Während vorher die Leitung in der Hand eines oder mehrerer engagierter Ehrenamtlicher war, wird die Führung immer häufiger von Berufsmanagern übernommen. Die Ehrenamtlichen sind oft nur noch an ausführender Position zu finden.

zeigt es sich auch hier, dass die Lösung für die frühere Krise bereits den Keim für die nächste Krise in sich trägt: Das Unternehmen droht in Einzelteile zu zerfallen, die sich ohne zentrales Leitbild und ohne einheitliche Führung gegenseitig Konkurrenz machen. Das Ergebnis ist eine Kontrollkrise.

Dieser Krise versucht die Phase der Koordination dadurch zu begegnen, dass die strategische Spitze formale Koordinationssysteme implementiert. Führung impliziert also eine Überwachung bei hoher Autonomie, so dass komplexe und fraktale Organisationen mit starken Stäben entstehen, die umfassende Kontrollrechte haben. Die Kontrolle erfolgt über Zielerreichung (management by objectives). Starkes Unternehmenswachstum führt jedoch häufig zu einer Dominanz der Stäbe und der Kontrolle, so dass eine Vertrauenslücke klafft. Die bürokratische Koordination, die zur Überwindung der Kontrollkrise eingesetzt wurde, führt folglich zur Bürokratiekrise.

In der Phase der Kooperation schließlich sollen eine intensivere Kooperation zwischen allen Beteiligten, die Netzwerkbildung und die informellen Organisationen gestärkt werden, so dass die Führung durch selbstabstimmende Prozesse erfolgt. Die Kontrolle erfolgt nun nicht mehr so stark über Stäbe als vielmehr über Eigen- und soziale Kontrolle. Allerdings kommen auch Netzwerke an ihre Grenzen, insbesondere wenn der soziale Kernprozess nicht hinreichend gut funktioniert (Rieckmann 2000). Dann kann es zur Wachstumskrise kommen.

Viele Unternehmen begegnen der Wachstumskrise durch eine Phase der Unternehmenszusammenschlüsse. Dadurch entstehen gemischte Konzerne mit sehr unterschiedlicher Unternehmenskultur, was wiederum zu einer Identifikationskrise führen kann.

Nach Greiner birgt folglich die Strategie zur Überwindung der alten Krise bereits den Keimling für die neue Krise. Für kommerzielle Unter-

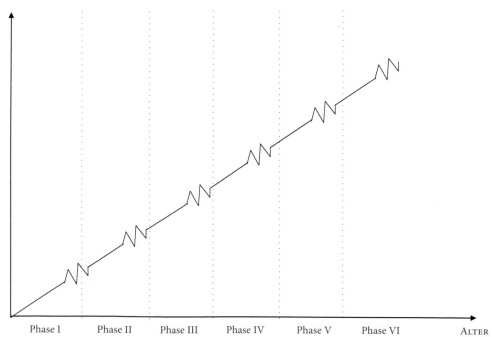

Abbildung 1: Greiner-Kurve (Greiner 1982)

nehmen in der Konkurrenz bedeutet dies, dass sich das kleine Kreativunternehmen entweder in eine Nische zurückziehen muss und dort verharrt (und hoffentlich es keinem ehemals enthusiastischen Gründer langweilig wird!), oder es muss sich einem ständigen Organisationswandel aussetzen. Diesen anzunehmen und die Auswirkungen auf die Mitarbeiter zu bedenken, ist eine Grundvoraussetzung erfolgreichen Managements (Doppler und Lauterburg 2008).

Beispiel Krankenhaus

Für viele Krankenhäuser in Deutschland lässt sich die Kreativitäts- und Gründungsphase auf das bürgerschaftliche Engagement in der zweiten Hälfte des 19. Jahrhunderts zurückführen (Städtler-Mach 1993). Der oder die Gründer (im kirchlichen Bereich häufig ein Pfarrer oder Priester) führten starr und direkt (Hausvater-Prinzip) eine große Zahl von operativ Tätigen. Das Wachstum der Unternehmen und insbesondere die Herausbildung selbstbewusster Berufsstände führten jedoch zu einer Autonomiekrise. Gerade Chefärzte forderten mehr Unabhängigkeit ein und es kam zu einer Phase der Delegation mit einer Dominanz der Fachabteilungen, die bis hin zum Resort-Egoismus führte.

Die Krankenhausleitung reagierte auf diese Krise mit der Entwicklung des Qualitätsmanagements als Standardisierungsinstrument, was wiederum eine Stärkung der Stabsabteilungen und insbesondere der Abrechnung zur Folge hatte. Die Dominanz der Verwaltung führte wiederum dazu, dass die Fachabteilungen gegen die Dominanz der »Bürokratie« rebellierten. Daraufhin kam es zu einer Phase der Kooperation mit geringerer zentraler Steuerung, zum Beispiel in Form der Zentrenbildung jenseits von Fachabteilungen (Brustzentrum, Wirbelsäulenzentren, Handzentren, Mutter-Kind-Zentren etc.). Hier sind Allrounder anstatt Berufsgruppen im Management gefragt, die in Arbeitsgruppen, Besprechungen, Workshops etc. führen. Der Beweis, dass Zentren

wirtschaftlicher geführt werden können als straff organisierte Krankenhäuser, konnte jedoch bislang nicht erbracht werden (Gerste 2008). Stattdessen reagieren auch Nonprofit-Krankenhäuser auf die wirtschaftliche Krise durch Allianzen bis hin zur Fusion, was häufig bei den Mitarbeitern eine Identifikationskrise auslöst.

Ehrenamtlichkeit und Greinerkurve

Betrachtet man die Rolle von Ehrenamtlichen in NPOs während derartiger Phasen, so kann man erhebliche Unterschiede in Relevanz und Motivation feststellen. In einer Kreativitäts- und Gründungsphase (zum Beispiel bürgerschaftliches Engagement) sind es vor allem die intrinsisch motivierten Ehrenamtlichen, die die NPO prägen. Sie suchen und finden die soziale Notlage, entwickeln Lösungen und bringen selbst die Kapazitäten ein, um die NPO erfolgreich zu machen. Die intrinsische Motivation erfolgt primär über das Ziel, etwa die Bekämpfung eines sozialen Missstands. Man kann hier – im besten Wortsinn – von einer Leistungsmotivation sprechen. Gleichzeitig ist jedoch die Zahl der Ehrenamtlichen noch überschaubar und das gemeinsame Ziel eint, so dass auch die Beziehungen unter den Ehrenamtlichen von großer Bedeutung sind. Menschen, die geliebt und respektiert werden möchten, finden ebenfalls in den Start-up-NPOs ein geeignetes Betätigungsfeld.

Die Krise der Kreativitäts- und Gründungsphase ergibt sich aus ihrem Erfolg: Sie wächst über das Maß hinaus, das Einzelne mit vertretbarem Aufwand überhaupt noch tragen können. Nun muss sich die NPO entscheiden, entweder in einer kleinen Nische als »Kuschelclub« zu verharren (Rieckmann 2005) oder den Schritt über die Größenschwelle zu wagen. Entscheidet man sich für das Wachstum, so wird es nur in seltenen Ausnahmefällen möglich bleiben, dass die NPO weiterhin von Ehrenamtlichen geführt wird. Zum einen überfordert die Komplexität des gewachsenen Gebildes zeitlich und fachlich häu-

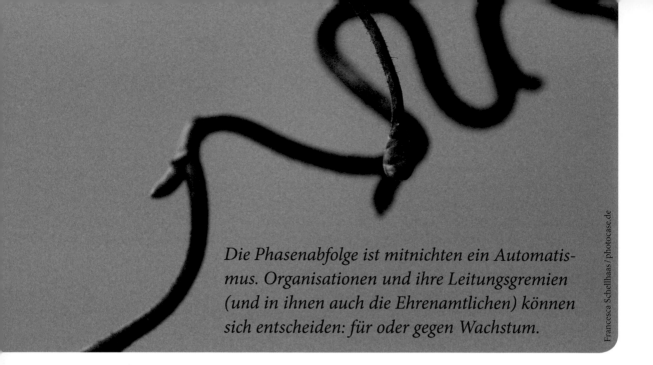

Die Phasenabfolge ist mitnichten ein Automatismus. Organisationen und ihre Leitungsgremien (und in ihnen auch die Ehrenamtlichen) können sich entscheiden: für oder gegen Wachstum.

fig die Ehrenamtlichen, zum anderen geht in der Größe der Fühlungsvorteil, die Nestwärme verloren. An dieser Stelle übernehmen oft Profimanager die Führung – mit starken Konsequenzen für die Ehrenamtlichen.

Aus ehrenamtlichen Führungskräften werden in dieser Phase operative Kräfte. Als Untergebene auf niedriger Ebene sind sie frustriert über diese Entwicklung. Einerseits merken sie, wie ihnen die Leitung ihrer eigenen Gründung abhandenkommt, andererseits vermissen sie das Wohlfühlklima der »alten Zeit«, als die NPO noch klein war. Viele dieser Gründer-Ehrenamtlichen verlassen hier die NPO.

Gleichzeitig werden andere Ehrenamtliche angelockt, die die Geschichte nicht kennen und sich mit einem geringeren Input gern begnügen. Sie wollen nicht mehr neue Nöte suchen, Lösungen entwickeln und bis hin zur Selbstaufgabe die NPO bauen, sondern nur in einem eng begrenzten Bereich ihnen zugewiesene Aufgaben wahrnehmen. Allerdings merken auch sie in der Phase der direkten Führung und Kontrolle ein Defizit an Beziehungen.

Die Führung reagiert hierauf durch eine stärkere Delegation, auch an Ehrenamtliche. Dadurch können erneut Entscheidungsbefugnisse an Ehrenamtliche kommen, die sich allerdings nicht mehr auf die Gesamtunternehmensleitung erstrecken. Trotzdem wird hier ein Typ von Ehrenamtlicher angezogen, der eine stärkere Macht-

motivation hat und in »seinem Reich« durchaus herrschaftliche Strukturen aufbauen möchte. Dies kann soweit führen, dass die Gesamtaufgabe nicht mehr erfüllt wird und das Unternehmen existenzgefährdet ist. Deshalb wird die Unternehmensleitung mit dem Ausbau des Berichtswesens, des Qualitätsmanagements (QM) und der Standardisierung gegensteuern. Die formalen Auflagen des Qualitätsmanagements werden jedoch gerade von Ehrenamtlichen häufig als erheblichen Eingriff in ihre Autonomie gesehen. Zum einen wird die Notwendigkeit von Dokumentation und Bürokratie gerade von Menschen, die ohne Bezahlung tätig sind, nicht akzeptiert. Zum anderen fühlen sich Ehrenamtliche von der Verwaltung gegängelt und dominiert. Die Bürokratiekrise kann bis zur völligen Verdrängung des Ehrenamtes führen.

Das Ideal wäre eine Phase der Kooperation, in der alle Aufgabenbereiche und Funktionsträger eng zusammenarbeiten, unabhängig davon, ob sie bezahlt oder ehrenamtlich tätig sind. Die Unterschiede in der täglichen Aktion verschwinden, die Beziehungsmotivation kommt wieder stärker zum Vorschein. Allerdings ist nicht geklärt, ob in diesem Entwicklungsstadium überhaupt noch »klassische« Ehrenamtliche tätig sein werden. Wachstumskrisen führen zu Fusionen mit kommerziellen Unternehmen, staatlichen Organisationen und NPOs anderer Prägung, so dass gerade die Ehrenamtlichen immer schwerer erkennen, weshalb sie überhaupt für diese Mischorganisation unentgeltlich tätig werden sollen. Am Ende dieser Entwicklung steht häufig die vollständige Professionalisierung: Aus dem Sportverein wird das kommerzielle Fitnessstudio, aus dem Diakonissenkrankenhaus der Health-Care-Konzern, aus dem Nachbarschaftsbesuchsdienst der kommerzielle Pflegedienst.

Reduziert diese scheinbar regelhafte Entwicklung die Bedeutung des Ehrenamtes? In keiner Weise! Erstens ist die Phasenabfolge mitnichten ein Automatismus. Organisationen und ihre Leitungsgremien (und in ihnen auch die Ehrenamtlichen, zum Beispiel als Mitglieder des Vereins) können sich entscheiden: für oder gegen Wachstum, für oder gegen einen bestimmten Typ von Profimanager, für oder gegen bestimmte Kontrollkonzepte, für oder gegen Fusionen. Damit kann der Automatismus der Phasen unterbrochen und jeweils reflektiert werden. Zweitens haben Ehrenamtliche (oder zumindest ein bestimmter Typ davon) gerade in der Gründerphase eine zentrale Rolle. Sie suchen Nöte, Lösungen, Strategien (Ilten 2009). Ohne sie würden erst gar keine Regelungen und Sicherungssysteme entstehen, die die Grundlage für Unternehmenswachstum darstellen (Fleßa und Westphal 2008). Aus dieser Perspektive ist es hilfreich, wenn sie nicht in den wachsenden NPOs verweilen, sondern sich auf die Suche nach neuen Nöten machen. Schließlich können Führungskräfte die besonderen Herausforderungen und Motive der Ehrenamtlichen bewusst in ihre Entscheidungen aufnehmen. Wenn beispielsweise Ehrenamtliche einer NPO beziehungsorientiert sind, dann liegt es an der Führungskraft, eine Kultur der Annahme, des Respekts und der liebevollen Zuwendung zu entfalten (Schröer 2011). Dann kommt es beispielsweise auch durch die Führung eines strikten, staatlich geforderten Qualitätsmanagements zu keiner Bürokratiekrise, weil sie von Vertrauen und Fürsorge begleitet wird. Professionalisierung und ehrenamtlicher Enthusiasmus sind folglich keine Gegensätze.

Prof. Dr. rer. pol. Steffen Fleßa hat den Lehrstuhl für Allgemeine Betriebswirtschaftslehre und Gesundheitsmanagement an der Universität Greifswald inne. Seine Forschungsschwerpunkte sind Krankenhausmanagement, Nonprofit-Organisationen und Internationales Gesundheitsmanagement.

E-Mail: steffen.flessa@uni-greifswald.de

Literatur

Anheier, H. K., Priller, E., Seibel, W., Zimmer, A. (2007). Der Nonprofit-Sektor in Deutschland. In: Badelt, C. (Hrsg.), Handbuch der Nonprofit-Organsiation. Strukturen und Management. 4. Auflage. Stuttgart, S. 17–39.

Badelt, C., Hollerweger, E. (2007). Ehrenamtliche Arbeit im Nonprofit-Sektor. In: Badelt, C., Meyer, M., Simsa, R. (Hrsg.), Handbuch der Nonproft-Organisation. Strukturen und Management. 4. Auflage. Stuttgart, S. 503–531.

Doppler, K., Lauterburg, C. (2008). Change management: den Unternehmenswandel gestalten. 12. Auflage. Frankfurt a. M.

Fleßa, S. (2009). Betriebswirtschaftslehre der Nonprofit-Organisationen-Proprium einer Speziellen BWL. In: Betriebswirtschaftliche Forschung und Praxis, 61 (1), S. 1–21.

Fleßa, S., Westphal, J. (2008). Leistungsprogrammplanung karitativer Nonprofit-Organisationen als Instrument des Ethik-Controlling. In: Zeitschrift für Wirtschafts- und Unternehmensethik, 9 (3), S. 345–362.

Gerste, B. (2008). Zentrenbildung in Deutschland – eine Bestandsaufnahme auf Basis der Qualitätsberichte. Krankenhaus-Report 2009, S. 17–34.

Greiner, L. E. (1982). Evolution und Revolution im Wachstum von Organisationen. In: Harvard Manager, 3, S. 7–15.

Helmig, B. (2006). On the challenges of managing the third sector. Baden-Baden.

Ilten, C. (2009). Strategisches und soziales Nischenmanagement. Zur Analyse gesellschaftspolitisch motivierter Innovation. Wiesbaden.

Rieckmann, H. (2000). Führungs-Kraft und Management development. München.

Rieckmann, H. (2005). Management und Führen am Rande des 3. Jahrtausends. Frankfurt a. M.

Schröer, A. (2011). Leadership in Nonprofit-Organisationen. Programmatische Überlegungen zur organisationspädagogischen Leadership-Forschung. In: Weber, S. M., Göhlich, M., Schiersmann, C., Schröer, A. (Hrsg.), Organisation und Führung. Wiesbaden, S. 99–111.

Schuhen, A. (2002). Nonprofit Governance in der freien Wohlfahrtspflege. Baden-Baden.

Städtler-Mach, B. (1993). Das evangelische Krankenhaus: Entwicklungen – Erwartungen – Entwürfe. Ammersbek bei Hamburg.

Ehrenamt in Europa
Einfluss von Kultur und Gesellschaft

Michaela Hesse und Katharina Pabst

»Reisen bildet«, sagt man. Wir sind nicht selbst verreist, sondern haben Wissenschaftler und Experten von nah und fern eingeladen, nach Bonn zu reisen, um sich darüber auszutauschen, wie Ehrenamt in verschiedenen Ländern in die Hospiz- und Palliativversorgung eingebunden ist.

Nach einem kurzen Überblick über den Ablauf der von uns organisierten Studienwoche beschreiben wir – nach Ländern geordnet – einige der während der Woche geteilten Erfahrungen. Die Diversität des Ehrenamtes in verschiedenen Ländern zu erfassen und zu vergleichen ist auch das Ziel einer groß angelegten europäischen Studie, die zum Abschluss dieses Artikels vorgestellt wird.

»Ehrenamt im Kontext von Palliative Care – tragfähige Konzepte für die Zukunft?« war der Titel der interdisziplinären Studienwoche, die vom 31. März bis zum 5. April 2014 in Bonn stattfand. Möglich gemacht wurde dies durch Fördermittel des Bundesministeriums für Bildung und Forschung. Nach Abschluss des Bewerbungsverfahrens wurden dreizehn Teilnehmer aus fünf Ländern eingeladen. Durch die verschiedenen Hintergründe dieser Nachwuchsforscher aus Medizin, Soziologie, Sozialarbeit, Politikwissenschaften, Gesundheitswissenschaften, Theologie und Philosophie wurde das Thema nicht nur geografisch gesehen aus unterschiedlichen Perspektiven beleuchtet.

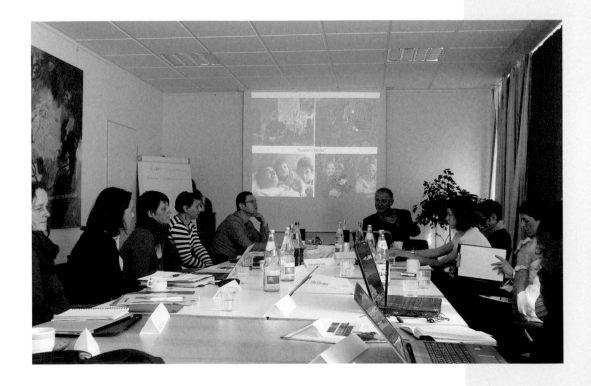

Leidfaden, Heft 4 / 2015, S. 10–16, © Vandenhoeck & Ruprecht GmbH & Co. KG, Göttingen, 2015, ISSN 2192–1202

Zusätzlich zu den von Teilnehmern vorgestellten Forschungsprojekten boten Vorträge von acht internationalen Experten Denkanregungen und Diskussionsgrundlagen: Ros Scott und John Ellershaw aus Großbritannien, Leena Pelttari aus Österreich, Yvonne Engels aus den Niederlanden, Piotr Krakowiak aus Polen, Werner Schneider und Thomas Klie aus Deutschland und für die Afrikanische Gesellschaft der Palliativmedizin (APCA) Fatia Kiyange aus Uganda. Sie tauschten sich im Palliativzentrum des Malteserkrankenhauses Bonn in einem Sprachenmix aus Deutsch, Englisch und Polnisch mit dem Nachwuchs aus.

Inhalte der Studienwoche waren die Situation in den einzelnen Ländern und die Herausforderungen, die sich in Zukunft ergeben werden. Wie funktioniert Ehrenamt in anderen Ländern? Welche Entwicklungstendenzen ergeben sich dort? Kann man aus fremden Erfahrungen Erkenntnisse für das eigene Land gewinnen?

Diese Fragen standen bei der Konzeption der Woche im Fokus, entsprechend waren die Hauptthemen Gesellschaft und Ehrenamt; Ehrenamt in einer alternden Gesellschaft; Umgang mit Trauer und Spiritualität; Motivation, Haltung und Charakteristika von Ehrenamtlichen.

Im Folgenden werden kleine Einblicke in die Einbindung Ehrenamtlicher in die Hospiz- und Palliativversorgung in Deutschland, Österreich, Polen, England und Afrika gegeben.

Ehrenamt in verschiedenen Ländern

Deutschland

In Deutschland versucht die Hospizbewegung seit Mitte der 1980er Jahre das Sterben aus der Isolation zurück in die Gesellschaft zu bringen. Das ist laut Aussage der Soziologie mittlerweile gelungen: Sterben und Tod sind kein Tabuthema mehr. Damals waren die Hospizversorgung und Palliativmedizin getragen vom Engagement Einzelner, spätestens seit der Etablierung gesetzlicher Regelungen sind sie in der gesellschaftlichen Mitte angekommen und Teil der Regelversorgung. Ziel der Hospizbewegung war und ist, dass Sterbende möglichst selbstbestimmt in ihrer vertrauten Umgebung verbleiben können und dort, ebenso wie ihre Angehörigen, alle notwendige Unterstützung und Begleitung erhalten.

Der Hauptfokus der Ehrenamtlichen liegt auf der psychosozialen Begleitung der Patienten. Unsere Gesellschaft hat sich jedoch seit Mitte der achtziger Jahre stark verändert. Allgemein stellen die demografische Entwicklung, die sich verändernden Krankheitsbilder (neurologische Erkrankungen wie Demenz, ALS etc.) und der Wegfall familiärer Strukturen die größten Herausforderungen dar. Daraus folgt eine größere Nachfrage nach ambulanter hospizlicher Unterstützung und die veränderten Krankheiten erfordern Begleitungen über einen längeren Zeitraum. Daraus entstehen engere Verbindungen und Ehrenamtliche werden für Patienten ohne Angehörige häufig zum Familienersatz.

Österreich

Auch in Österreich leben 30 Prozent der über 60-Jährigen in Single-Haushalten. Die Helferstrukturen dieser Gruppe wurden von einer Nachwuchswissenschaftlerin untersucht und dabei trat zutage, dass häufig Freunde und Nachbarn mit kleinen Hilfestellungen den Verbleib in der häuslichen Umgebung ermöglichen. Aus diesen kleinen Alltagsgefälligkeiten wie Einkäufe erledigen, Fahrten zum Arzt, Garten- beziehungsweise Blumenpflege werden häufig schleichend Hilfestrukturen, die auch Pflegeanteile abdecken. Die Freunde und Nachbarn ersetzen Familie und werden als »non-kin-carer« klassifiziert.

In ganz Österreich gibt es aufgrund der fehlenden gesetzlichen Regelung und somit der fehlenden finanziellen Absicherung nur neun stationäre Hospize. Die Versorgung wird durch 149 ambulante Hospizteams geleistet, vornehmlich erfolgt die Begleitung zu Hause (32 Prozent), häufig auch im Pflegeheim oder auf der Palliativstation zu je

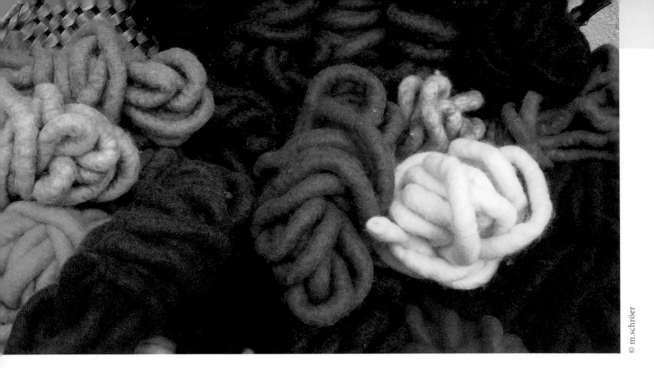

26 Prozent oder im Krankenhaus (11 Prozent). Im Jahr 2012 waren es 3263 Ehrenamtliche, die vor allem psychosoziale Begleitung anbieten.

England

England ist das Mutterland der Hospizbewegung. Dort gibt es 100.000 Ehrenamtliche, die zu 74 Prozent stationär und zu 56 Prozent ambulant Patienten begleiten. Die Hospize sind nur zu 40 Prozent vom Gesundheitssystem finanziert. Daher fällt vor allem das Fundraising (Sammeln von Spenden) in den Aufgabenbereich der Ehrenamtlichen. Direkte Patientenbegleitung ist weniger verbreitet und Mithilfe in der Pflege eher unüblich. Jedoch steigt zunehmend das Bedürfnis nach engerer Patientenbegleitung. Interessant ist, dass es in englischen Hospizen nur Zwei- und Vierbettzimmer gibt. Man geht dort davon aus, dass Sterbende lieber nicht allein sein wollen.

Polen

Piotr Krakowiak ist Priester und nationaler Hospizseelsorger. Er besucht außerdem auch Häftlinge im Gefängnis und berichtete uns, dass er in diesem Kontext einen Arzt kennenlernte, der alkoholisiert eine schwangere Frau überfahren hatte. Dieser Arzt flehte ihn an, ihm eine sinngebende Tätigkeit zu vermitteln, er würde sonst verrückt. So wurde in Polen die Idee geboren, Strafgefangene als Ehrenamtliche in Hospizen einzusetzen.

Es hat uns auch beeindruckt, dass in Polen dank zahlreicher Kampagnen jedes Kindergartenkind weiß, was ein Hospiz ist. Am Fest Allerheiligen werden in Polen Videoclips der Hospizbewegung im Fernsehen ausgestrahlt, unter anderem auch bunte, kindgerechte Trickfilme. In einem dieser Filme wird eine sterbenskranke Biene zunächst von allen anderen Bienen beweint, aber dann lernen sie, dass es ihrer kranken Freundin gut tut, wenn man mit ihr singt und ihr die restliche Zeit so schön wie möglich macht – im Hospiz. Diese Filme gibt es für alle Altersstufen und auch Material für den Schulunterricht, in dem fertige Unterrichtseinheiten zu Sterben und Tod ausgearbeitet sind. Darüber hinaus basteln Kinder und Jugendliche Papiernarzissen, die gegen eine kleine Spende für das Hospiz abgegeben werden. Entsprechend sind in Polen die Ehrenamtlichen sehr jung.

Interessant ist auch, dass die Betätigungsfelder im Hospiz breit gestreut sind: Hauswirtschaftliche Tätigkeiten wie Gartenpflege und Fensterputzen sind ebenso vertreten wie das Waschen und Frisieren von Patienten, genauso wie Verwaltungstätigkeiten, die Aktualisierung der Homepage oder auch psychosoziale Begleitung. Jeder Ehrenamtliche kann sich mit seinen Talenten und Interessen einbringen.

Jeder Ehrenamtliche kann sich mit seinen Talenten und Interessen einbringen.

Ubuntu die Zukunft für Europa?

Die Situation in Europa erscheint auf den ersten Blick relativ homogen. Betrachtet man aber allein die Begrifflichkeiten, so sieht man doch qualitative Unterschiede. Man spricht von Freiwilligenarbeit, Expertenhelfern, professionellen Freiwilligen, zivilgesellschaftlichem Engagement und, vor allem in Deutschland, von Ehrenamt. Manchmal ist es hilfreich einen Schritt zurückzutreten, um einen klareren Blick auf die Gegebenheiten zu gewinnen. Daher war es sehr hilfreich, dass Frau Kiyange von der afrikanischen Palliativgesellschaft sich mit uns ausgetauscht hat und von der Situation in Uganda und Afrika berichtete. In der afrikanischen Gesellschaft gibt es den Begriff und die Kultur des »Ubuntu«, damit ist gemeint, dass sich Menschen in der Gemeinde füreinander verantwortlich zeigen. Wenn man weiß, dass der Nachbar krank ist, besucht und unterstützt man ihn: Man bringt Essen, kümmert sich um den Haushalt oder die Kinder.

Dieser Gedanke hat alle sehr beeindruckt und kann in Europa als Vorbild für die zurzeit entstehenden nachbarschaftlichen Hilfestrukturen mit Anbindung an Gemeinden oder Stadtteile dienen. Diese werden von Thomas Klie (Deutschland) als »caring community« (fürsorgliche Gemeinschaft) bezeichnet. Es könnte ein Weg sein, um einen möglichst langen Verbleib in der eigenen Häuslichkeit, trotz fehlender Familienstrukturen, zu ermöglichen.

Des Weiteren wurde die Frage nach der Notwendigkeit von Leitlinien diskutiert. Es scheint einerseits ein Bedarf an eindeutigen Regelungen zu bestehen, wie zum Beispiel der Einführung von Standards und Leitlinien. Andererseits können gerade solche Standards die Kernkompetenzen wie Flexibilität und Individualität der Ehrenamtlichen einschränken. Die Balance zwischen der Notwendigkeit einer Standardisierung zur Qualitätssicherung und dem Erhalt der Flexibilität und Kreativität wird in Zukunft ein wichtiges Thema im Bereich Ehrenamt sein.

Warum Ehrenamtlicher im Hospiz- oder Palliativbereich sein?

Am 9. April 2015 fand in Wien ein internationales Symposium zum Thema Ehrenamt statt. 160 Ehrenamtliche, Koordinatoren von Ehrenamtlichen und Wissenschaftler aus zwölf Ländern nahmen daran teil. Im Rahmen eines Workshops waren Ehrenamtliche eingeladen, ihre Erfahrungen zu schildern, einige erzählten von ihren bewegenden Geschichten im Plenum. Teilweise unter Tränen wurden Erlebnisse von geschenktem Vertrauen, entstandenen Freundschaften und gemeisterten Herausforderungen geschildert. Ein weiterer Ehrenamtlicher, einer der wenigen Männer, zeichnete eine Waage und beschrieb die Arbeit im Hospiz als großen Gewinn, die seine Sorgen und Belastungen im Leben aufwiegt.

Welche Beweggründe haben die Ehrenamtlichen für ihr Engagement in der Hospizarbeit? Warum verbringen Menschen ihre freie Zeit mit einer so herausfordernden und potenziell belastenden Tätigkeit? Um diesen und anderen Fragen rund um das Ehrenamt auf den Grund zu gehen, führt eine Teilnehmerin der Studienwoche (Doktorandin der Humanmedizin) eine Studie mit dem Namen »Die Rolle und Motivation Ehrenamtlicher in der Hospizarbeit und Palliativmedizin in Europa« durch. In der Studie wird

In der afrikanischen Gesellschaft gibt es den Begriff und die Kultur des »Ubuntu«, damit ist gemeint, dass sich Menschen in der Gemeinde füreinander verantwortlich zeigen. Wenn man weiß, dass der Nachbar krank ist, besucht und unterstützt man ihn.

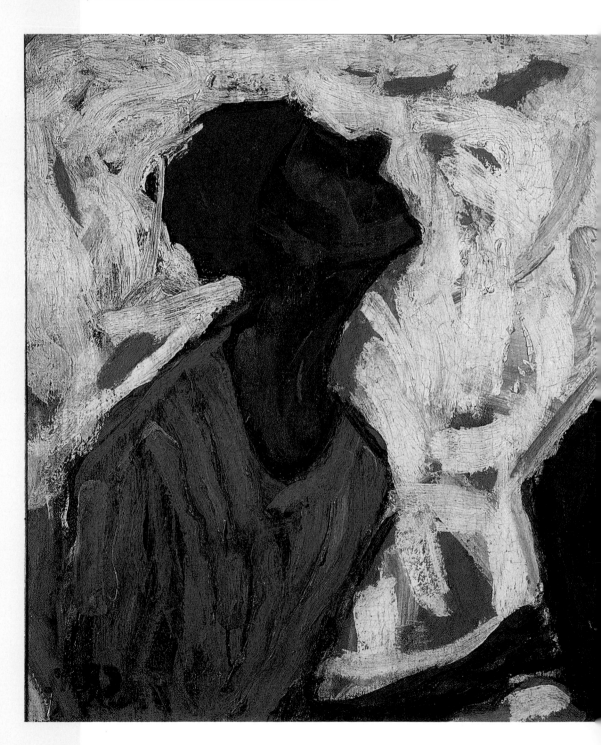

das Ehrenamt im Hospiz- und Palliativbereich innerhalb Europas verglichen. Untersucht werden besonders die folgenden Bereiche des Ehrenamtes: Einsatzgebiete, Aufgabenfelder, Rollenverständnis, Motivation, Training, Herausforderungen, Benefit und Veränderungen. Dazu werden Fragebögen an Vorstandsmitglieder der nationalen Palliativ- und Hospizgesellschaften, an hauptamtliche Koordinatoren und an Ehrenamtliche verschickt und ausgewertet. Ein wesentliches Interesse liegt in der Frage nach der Motivation Ehrenamtlicher.

Als Ergebnisse der ersten Fragerunde (Befragung von Experten) sind die fünf meistgenannten Gründe für das Engagement Ehrenamtlicher:

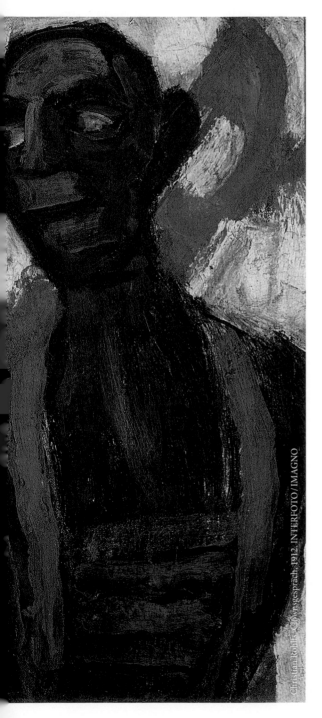

Christian Rohlfs, Grabesgespräch, 1912. INTERFOTO/IMAGNO

der Glaube, dass jeder etwas an die Gemeinde zurückgeben sollte	54,5 Prozent
für das Wohlbefinden anderer im Leben und bis zum Tod sorgen	51 Prozent
anderen Leuten begegnen	51 Prozent
Freude darüber, etwas Sinnvolles mit der eigenen Zeit anzufangen	47,5 Prozent
Verantwortung, anderen zu helfen	46,5 Prozent

Die fünf letztgenannten Gründe:

sich bei Familie, Freunden und der Gesellschaft positiver darstellen	14,5 Prozent
Hobby	13,5 Prozent
Menschen neigen dazu, Ehrenamtliche positiv zu sehen	13 Prozent
Voraussetzung, um an einer anderen Aktivität teilnehmen zu dürfen	12,5 Prozent
Menschen sind allgemein dazu verpflichtet, in dem Ort, an dem sie leben, Hilfe zur Verfügung zu stellen	4,5 Prozent

Betrachtet man diese Ergebnisse, so sind die meistgenannten Gründe dem Bereich Altruismus zuzuordnen, gefolgt von sozialer Interaktion. Dagegen selten genannt sind eigener Gewinn (sich selbst positiv darstellen) oder letztgenannt Pflichterfüllung.

Interessanterweise scheint aber gerade die Frage der Motivation im Wandel begriffen zu sein. In England gibt es eine aktuelle Studie zu »the selfish volunteer«, was übersetzt »der egoistische Ehrenamtliche« bedeutet. Auf den ersten Blick scheint dieser Ausdruck ein Widerspruch in sich zu sein. Er spielt darauf an, dass in den Fokus der Motivation neben selbstlosem Altruismus nun auch die persönliche Entwicklung des Ehrenamtlichen rückt. Dazu können eigene Sinnfindung, Reflexion und Auseinandersetzung mit dem Thema Tod zählen.

Der Soziologe Werner Schneider beschreibt einen notwendigen Generationswechsel der Ehrenamtlichen in Deutschland. Man möchte auch folgende Zielgruppen als Ehrenamtliche gewinnen: Männer, Erwerbstätige, junge Menschen.

Veränderungen in Deutschland

Das Ehrenamt unterliegt einer ständigen Entwicklung. Lange waren in Deutschland vor allem nicht erwerbstätige Frauen mittleren Alters als Ehrenamtliche tätig, doch das ändert sich nun. Auch jüngere, erwerbstätige Frauen und Männer, die andere Ansprüche und Zeitfenster haben, engagieren sich. Die Zeit, die sie geben können, ist meist limitierter. Sie sehen im Ehrenamt etwas Sinnvolles und Erfüllendes, zum Teil auch als Gegenpol zu ihrem Beruf.

Eine weitere Veränderung ist, dass die Palliativ- und Hospizversorgung in den vergangenen Jahren deutlich an Bekanntheit sowie an Anerkennung und Akzeptanz gewinnen konnte. Diese Entwicklung wird beispielsweise so beschrieben (Auszug aus einem Fragebogen der europäischen Studie): »Positiv: Die Themen werden in der Öffentlichkeit bekannter! Menschen beginnen über Krebs zu diskutieren und wie die Lebensqualität bei schweren Erkrankungen verbessert werden kann«. Damit verbunden sind jedoch auch veränderte Strukturen und neue Herausforderungen. Wo liegen die Grenzen der ehrenamtlichen Tätigkeit und wo beginnt der Zuständigkeitsbereich der professionellen, hauptamtlichen Mitarbeiter?

Resümee

Es ist interessant zu sehen, dass in vielen europäischen Ländern ähnliche Entwicklungen beobachtet werden können, sowie von möglichen Lösungsansätzen zu hören. Gemein ist jedoch allen Ländern, dass der Einsatz Ehrenamtlicher unentbehrlich ist für die Hospiz- und Palliativversorgung. Ehrenamtliche stehen für die Solidarität und Menschlichkeit der Gesellschaft und sind ein unbezahlbarer Schatz.

Michaela Hesse, Diplom-Sozialpädagogin, MSc Palliative Care, ist Wissenschaftliche Mitarbeiterin am Lehrstuhl Palliativmedizin und Sozialer Dienst auf der Palliativstation des Universitätsklinikums Bonn.
E-Mail: Michaela.Hesse@ukb.uni-bonn.de

Katharina Pabst ist Studentin der Humanmedizin in Köln und Doktorandin an der Universität Bonn.
E-Mail: s4kapabs@uni-bonn.de

Literatur

Burbeck, R., Low, J., Sampson, L., Bravery, R., Hill, M., Ockenden, N., Payne, S. Candy, B. (2014). Volunteers in specialist palliative care: A survey of adult services in the United Kingdom. In: Journal of Palliative Medicine, 1, 17 (5), S. 568–574.

Pleschberger, S., Wosko, P., Pfabigan, D. (2013). Lebensqualität im Alter »bis zuletzt«. Die Bedeutung von informeller Hilfe für einen Verbleib zu Hause von alten und hochbetagten Menschen in Einpersonenhaushalten. Projektbericht im Auftrag des Bundesministeriums für Arbeit, Soziales und Konsumentenschutz. Wien, November 2013.

Ehrenamt – kein Wohlstandsphänomen
Über Palliativmedizin in Uganda

Carolin Loth

Uganda – ein Land im Osten des afrikanischen Kontinents, in dessen Norden bis vor zehn Jahren ein brutaler Warlord Kinder zu Soldaten machte und die Bevölkerung terrorisierte, in dessen Süden eine Quelle des Nils liegt und dessen Landschaft zu großen Teilen einer grünen Oase gleicht. Dies sind die ersten Dinge die ich während meiner Reisevorbereitung über das kleine Land, das sich auch »die Perle Afrikas« nennt, herausfand. Grund der Reise: Uganda ist seit über zwanzig Jahren einer der Vorreiter der Palliativmedizin in Afrika.

Die britische Ärztin Anne Merriman gründete 1992 zum Höhepunkt der Aids-Epidemie in Subsahara-Afrika das vierte Hospiz auf dem afrikanischen Kontinent: Hospice Africa Uganda (HAU). Das besondere an HAU ist die Zielsetzung, nicht nur lokal zu arbeiten, sondern ein kulturell akzeptiertes Modell zu entwickeln, mit dem in allen afrikanischen Ländern kostengünstige Palliativversorgung angeboten werden kann (http://www.annemerriman.com/hospice-africa-uganda/). Als Grundbedingung für ein solches Modell erkannte Merriman die einfache Verfügbarkeit von Opioiden und wählte Uganda als Projektstandort aus, da die Regierung sich bereit erklärte, den Weg für einen Import von Morphinpulver zu ebnen. Seit 2004 wird der komplette Import auch von der Regierung finanziert. Die Startfinanzierung des Projekts jedoch war – ähnlich wie bei Gründung des St Christopher Hospice – recht bescheiden und so wurde HAU mit finanziellen Mitteln für drei Monate und einer großen Portion »Feuer im Bauch« gegründet.

Während sich in Europa Hospize und Palliativversorgung ergänzend zu einem voll finanzierten Gesundheitssystem etablierten, waren die Startbedingungen des Modellprojekts in Uganda andere. Zwar ist die Behandlung im staatlichen Gesundheitssystem theoretisch kostenfrei, doch müssen viele Medikamente und bei einem stationären Aufenthalt auch pflegerische Versorgung und Mahlzeiten selbst gestellt werden. Hinzu kommen sehr weite Anreisewege für die ländliche Bevölkerung und auch in den Städten gibt es einen ausgeprägten Ärzte- und Fachkräftemangel. So war ein großer Teil der Bevölkerung noch nie im Leben in medizinischer Betreuung. Nachhaltig und ressourcenschonend zu arbeiten ist also eine weitere Grundbedingung für das afrikanische Modellprojekt.

Die palliative Versorgung in Uganda ist daher sehr integrativ ausgerichtet: Es gibt einerseits zahlreiche Schulungen und Weiterbildungen, um die im Gesundheitssystem arbeitenden Fachkräfte zu erreichen, andererseits bieten auch Dienste mit palliativem Schwerpunkt kurative Therapien, beispielsweise gegen Tuberkulose, und Langzeitbehandlungen für Aids-Erkrankte an. Ein weiterer Grundsatz ist, dass die Behandlung über (zum Teil mobile) Sprechstunden oder bei Bedarf über Hausbesuche stattfindet. Dies entspricht zum einen den Wünschen der Patienten, zu Hause zu sterben, und zum anderen reduziert es Kosten (Ramsy 2003).

Der palliativmedizinische Bedarf in dem jungen Land (Durchschnittsalter 15 Jahre) ist nach wie vor hoch: Von 35 Millionen Einwohnern sind 1,5 Millionen an Aids erkrankt, allein 2014 starben 63.000 Menschen an der Krankheit (CIA, The World Factbook). Hinzu kommt eine steigende Zahl von onkologischen Patien-

Leidfaden, Heft 4 / 2015, S. 17–22, © Vandenhoeck & Ruprecht GmbH & Co. KG, Göttingen, 2015, ISSN 2192–1202

ten, deren Diagnosen aufgrund der medizinischen Unterversorgung zu großen Teilen erst in fortgeschrittenen Stadien ohne kurative Aussicht gestellt werden.[1] Die Bereiche, in denen die Patienten Unterstützung benötigen, sind vielseitig. Neben körperlichen Beschwerden und pflegerischen Schwierigkeiten durch mangelndes Wissen der Angehörigen und fehlendes Material ist Armut ein zentrales Problem: Erkrankte Erwachsene können nicht mehr arbeiten, um Essen und Schulgeld für die Kinder zu bezahlen. Auch spirituelle Fragen sind für die tief religiöse Bevölkerung schwerwiegend. Eine häufige Sorge ist, dass Krankheit Strafe Gottes sei.

Seit der HAU-Gründung hat sich einerseits das Hospiz auf mehrere landesweite Standorte vergrößert, um möglichst vielen Menschen zugänglich zu sein, andererseits hat sich Kampala zu einem Zentrum der Palliativmedizin entwickelt: Fußläufig vom Gelände des Hospizes befindet sich die Afrikanische Gesellschaft für Palliativmedizin (APCA), die als regionale Organisation die Idee der Palliativmedizin bekannt macht und deren Umsetzung in afrikanischen Ländern durch Projektförderung, Trainings, Lobbyarbeit und Forschung unterstützt wird. Nur eine kurze Autofahrt entfernt liegt die Ugandische Gesellschaft für Palliativmedizin mit dem Ziel der flächendeckenden

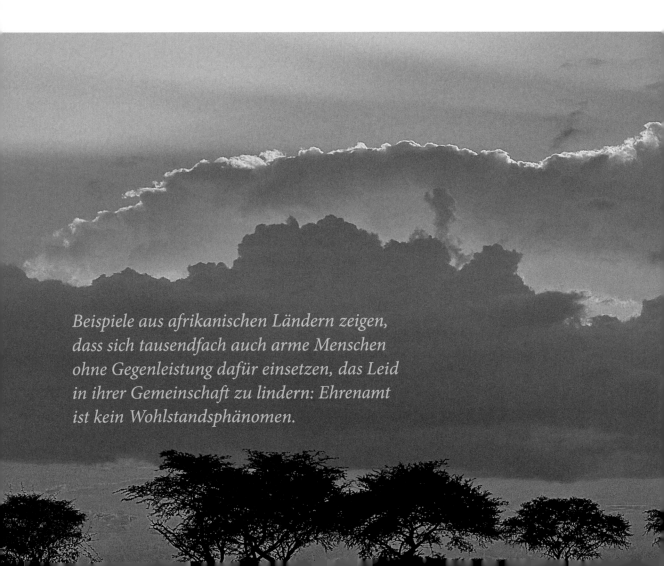

Beispiele aus afrikanischen Ländern zeigen, dass sich tausendfach auch arme Menschen ohne Gegenleistung dafür einsetzen, das Leid in ihrer Gemeinschaft zu lindern: Ehrenamt ist kein Wohlstandsphänomen.

Palliativversorgung und mit intensivem Kontakt zum Gesundheitsministerium. Am anderen Ende der Stadt schließlich liegt das afrikaweit bekannte Mulago Teaching Hospital der Makerere Universität mit eigenem Lehrstuhl für Palliativmedizin.

Die jahrelange Arbeit, den Hospizgedanken zu verbreiten, trug noch andere Früchte: 2007 gründeten einige Absolventen der Universität in Kawempe, einem Slum am Stadtrand, eine Initiative, um insbesondere Aids-Patienten zu helfen. In der Gründungsphase von »Kawempe Home Care« (KHC) gab es kaum finanzielle Mittel und die professionellen Helfer arbeiteten – alle ohne Bezahlung – in Wohnzimmern von Helfern als mobile

Klinik. Das Ziel, nicht nur die klassische palliative Versorgung, sondern umfassende Unterstützung ähnlich dem Hospice Africa Uganda zu bieten, hat die Initiative bereits voll erreicht. Mittlerweile hat KHC ein eigenes Klinikgebäude mit Behandlungszimmern, Büros, einer Apotheke und einem »skills development and empowerment department« (Abteilung zur Förderung von Fähigkeiten und Hilfe zur Selbsthilfe). Diese Abteilung bietet erkrankten Menschen die Möglichkeit für Zuverdienste in Projekten, beispielsweise zur Pilz- und Schweinezucht für den lokalen Verkauf oder in der Schmuckproduktion für den internationalen Markt. Ein Teil der Verkaufserlöse fließt in einen

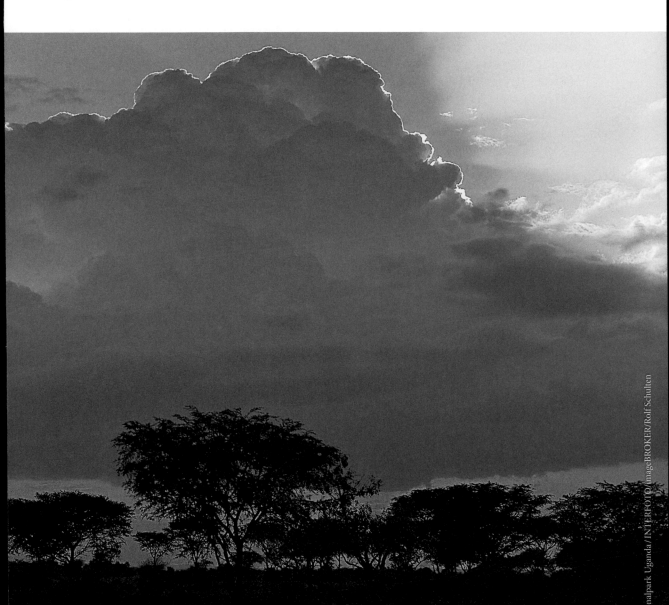

Schulgeldfonds für bedürftige Kinder. Außerdem bietet KHC ein Waisenprogramm, eine Tagesklinik für HIV-positive Kleinkinder und eine dreimonatige Ernährungshilfe für Mütter.

Neben der Vielfalt der Angebote wird auch die Vielfalt der Formen freiwilligen Engagements am Beispiel von KHC deutlich. Während zu Beginn der Initiative alle Arbeiten auf ehrenamtlicher Basis stattfanden, gab es im Frühjahr 2014 schon 30 Festangestellte. Doch auch heute arbeiten zahlreiche Menschen als Freiwillige in dem Projekt mit. Die über 25 Freiwilligen lassen sich grob in vier Gruppen der professionellen, der lokalen, der internationalen Freiwilligen sowie der Studenten gliedern: Professionelle Freiwillige engagieren sich in ihrer beruflich qualifizierten Rolle, ohne dafür eine Bezahlung zu erhalten. Die lokalen Helfer kommen aus Kawempe und sind oft selbst HIV-positiv, dann werden sie »expert clients« genannt. Sie stärken den Kontakt zu den Patienten, engagieren sich in den verschiedenen Projekten oder verweisen kranke Nachbarn an die Klinik. Etwa zehn internationale Freiwillige aller Altersgruppen unterstützen jährlich KHC. Für diese wird je nach beruflichen Erfahrungen eine individuelle Aufgabenbeschreibung erstellt, sie bekommen einen Leitfaden für Internationale

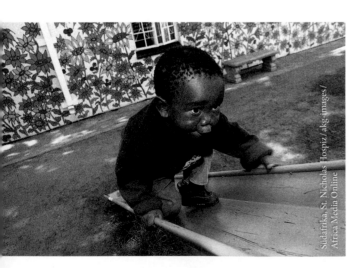

Ein an Aids erkranktes Kind, Aids-Waise, im St. Nicholas Hospiz, Südafrika

KHC-Freiwillige mit Tipps für den Aufenthalt zugesendet und sie werden bei der Unterkunftssuche unterstützt. Für Studenten gibt es zwei Alternativen: Entweder sie engagieren sich im Rahmen eines Praktikums – im vergangen Frühjahr gab es eine Studentin der Sozialen Arbeit, die auch in der Zukunft gern mit Kindern arbeiten möchte – oder über einen längeren Zeitraum als reguläre Freiwillige – wie etwa ein junger Student, der dem Team in organisatorischen Belangen hilft, da auch seine Mutter am Ende ihres Lebens palliativmedizinische Versorgung erhielt und er die Idee unterstützen möchte.

Das komplexe Zusammenspiel der Freiwilligen am KHC zeigt, dass es lohnenswert ist, die verschiedenen Freiwilligenmodelle genauer unter die Lupe zu nehmen und in diesem Bereich zu forschen. Verantwortliche in der Palliativmedizin, die bisher nicht oder wenig mit Freiwilligen zusammenarbeiten, können von Forschungsergebnissen und Fallberichten lernen, welche Möglichkeiten es für den Einsatz Freiwilliger gibt. In ressourcenstarken Regionen wie Nordamerika und Europa gibt es bereits einige Studien über Freiwillige: »Was für Menschen engagieren sich ehrenamtlich?«, »Was ist ihre Motivation?« und »Wie bringen sie sich in die Organisationen ein?« sind grundlegende Fragen, denen sich beispielsweise Rachel Burbeck sowie Jane und Stephen Claxton-Oldfiel widmen. In ressourcenschwachen Regionen wie Indien und Afrika wird ebenfalls zum Thema Ehrenamt in der Palliativmedizin geforscht. Eine Studie von Barbara Jack beispielsweise beschreibt, wie »Community volunteers« im ländlichen Uganda arbeiten (Jack u. a. 2011). Aus Äthiopien gibt es eine Veröffentlichung von Kenneth Maes und Selamawit Shifferaw (2011) über die Konflikte, die entstehen, wenn Freiwillige selbst in Armut leben und Hunger leiden. Zahlreiche Studien gibt es zudem aus Südafrika, wo Gesundheitssystem und palliative Versorgung sehr weit entwickelt sind.

Um einen Überblick über Freiwillige in der Palliativmedizin in den verschiedenen afrikanischen

Ländern zu erlangen, befragt das African Palliative Care Research Network unter Leitung von Eve Namisango und Lukas Radbruch Experten, Koordinatoren und Freiwillige auf dem gesamten Kontinent. Themen des Fragebogens sind Rahmenbedingungen, Tätigkeiten, Motivation, Training, besondere Schwierigkeiten und Unterstützungsmöglichkeiten der Freiwilligen. Gemeinsamkeiten und Unterschiede zwischen den Ländern sollen durch eine gruppierte Darstellung der Ergebnisse herausgestellt werden. Eine verbesserte Übersichtlichkeit über die verschiedenen Modelle des Einsatzes von Freiwilligen wird die regionale Zusammenarbeit erleichtern und neue Ideen für zukünftige Forschungskooperationen können entstehen. Das Projekt läuft parallel zu einer in Europa durchgeführten Fragebogenstudie, so dass auch transkontinentale Vergleiche angestellt werden können.

Bisher haben 17 Experten aus 14 Ländern den kompletten Fragebogen (in Englisch oder Französisch) beantwortet, so fließen in die erste Auswertung der Studie Daten ein aus Benin, der Demokratischen Republik Congo (DRC), der Elfenbeinküste, Ghana, Kenia, Malawi, Mozambique, Namibia, Ruanda, dem Sudan, Swaziland, Uganda, Zambia und Zimbabwe. In der nächsten Phase sollen Koordinatoren und Freiwillige befragt und die nordafrikanischen Länder mit einem arabischen Fragebogen angeschrieben werden.

Die Tätigkeitsbereiche der Freiwilligen umfassen in allen Ländern die direkte Unterstützung der Patienten oder ihres familiären Umfelds, was in elf Ländern auch psychospirituelle Stärkung beinhaltet. Zusätzlich helfen in sechs Ländern Freiwillige auch bei organisatorischen Abläufen.

Als Hauptmotivationsfaktoren der Freiwilligen vermuten die Experten Altruismus und gesellschaftliche Verantwortung. Auf Platz drei der Beweggründe – weit vor Freizeitgestaltung und Selbstverwirklichung – wird die Hoffnung angesehen, durch die Tätigkeit als Freiwilliger neue berufliche Perspektiven zu gewinnen. Dieser Punkt wurde auch in mehreren Interviews mit Experten und Koordinatoren in Uganda genannt. Diese erläuterten, dass die meist arbeitslosen Freiwilligen oftmals auf eine Aufwandsentschädigung oder eine zukünftige Anstellung bei der Organisation hoffen würden.

Aufwandsentschädigungen, also »bezahlte Freiwillige«, das klingt auf den ersten Blick widersprüchlich, aber dieses Modell gibt es auch bei uns in Deutschland, zum Beispiel die Übungsleiterpauschale in Sportvereinen. Von den afrikanischen Experten gaben sieben an, dass es für die in der Palliativmedizin tätigen Freiwilligen keinerlei Aufwandsentschädigung gebe. Sechs nannten Geldzahlungen und fünf berichteten von zur Verfügung gestellten Transportmitteln: nämlich Fahrrädern. Ein Fahrrad zu besitzen ist in Afrika oftmals ein großer Gewinn an Lebensqualität und eröffnet durch bezahlte Transportfahrten auch die Möglichkeit für Zusatzverdienste. Weiterhin wurden medizinische Versorgung, Mahlzeiten und Güter als Leistungen für die Freiwilligen genannt.

Gefragt nach den Schwierigkeiten in der Zusammenarbeit mit Freiwilligen nannten viele Experten die fehlenden finanziellen Möglichkeiten, um mit den oben genannten Mitteln die Freiwilligen für eine langfristige Zusammenarbeit zu mo-

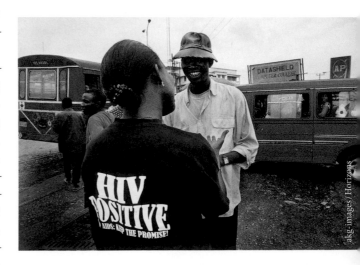

tivieren. »In einem Land, in dem die Suche nach einer bezahlten Arbeitsstelle eine Herausforderung darstellt, mag ein gewisser monetärer Ausgleich notwendig sein«, wird die Situation in einer Beantwortung zurückhaltend erklärt. Ein anderer Befragter schreibt, dass es schwierig sei, mit Menschen zusammenzuarbeiten, ohne die Mittel zu haben, auch auf deren Bedürfnisse einzugehen. Als weitere Schwierigkeiten werden die Finanzierung der Trainings, fehlende organisationale Strukturen und die Rekrutierungen von Freiwilligen genannt.

Freiwillige zu finden wird von knapp der Hälfte der Experten als schwierig beschrieben. Als Hindernisse werden genannt: mangelnde Kenntnisse in der Bevölkerung, Ängste vor infektiösen Krankheiten wie Ebola und schwieriger Vertrauensaufbau. Erfolgsstrategie bei der Suche nach Freiwilligen ist die Zusammenarbeit mit bestehenden Nachbarschaftskomitees oder organisierten Glaubensgemeinschaften.

In Bezug auf die soziale Rolle werden Freiwillige als Teil des professionellen Teams und nicht des Familiensystems gesehen. Sie werden jedoch auch als Vertrauter der Patienten und nicht als Fremder wahrgenommen. Die Einschätzung in Bezug auf die Professionalität der Rolle schwankt: Zum Teil werden die Freiwilligen als Experten, zum Teil als Laien und oft weder als Experte noch als Laie wahrgenommen. Gemessen an der beruflichen Qualifikation sind in den meisten Ländern die Freiwilligen vor allem Laien, die durch Trainings auf ihre Aufgabe vorbereitet wurden. Eine Ausnahme bildet der Sudan: Dort befindet sich die Palliativmedizin in einer frühen Aufbauphase, es gibt noch keine organisierten Freiwilligenprogramme und die Freiwilligen dort sind allesamt in medizinischen Berufen ausgebildet.

Die Freiwilligen werden als äußerst wichtige Stütze in der Versorgung der Palliativpatienten gesehen. Neben den im Vergleich zu den angestellten Mitarbeitern deutlich niedrigeren Kosten wird als Vorteil oft genannt, dass die Freiwilligen näher am Patienten seien. Dies ist zum einen wörtlich gemeint, die kurzen Wege machen eine intensivere,

zum Teil tägliche Begleitung von Patient und Familie möglich. Zum anderen bezieht es sich aber auch auf die Schichtzugehörigkeit: »Manchmal fühlen sich die Patienten wohler mit Leuten zu reden, die keine Ärzte oder Krankenschwestern sind, die aussehen wie sie – in derselben Gemeinschaft« leben, berichtet ein Arzt aus Ruanda.

Sich freiwillig zu engagieren ist also nicht nur etwas für Menschen, die – überspitzt formuliert – Zeit und Geld zu viel haben. Die Beispiele aus Ruanda, Uganda und den anderen afrikanischen Ländern zeigen, dass sich tausendfach auch arme Menschen ohne Gegenleistung dafür einsetzen, das Leid in ihrer Gemeinschaft zu lindern: Ehrenamt ist kein Wohlstandsphänomen.

Carolin Loth, Medizinstudentin in Bonn, war im Frühjahr 2014 in Kampala, um in Kooperation mit der APCA (http://www.africanpalliativecare.org/) den Start der afrikanischen Freiwilligenstudie vorzubereiten. Sie erhielt zahlreiche Einblicke in die Palliativversorgung vor Ort und war besonders von Kawempe Home Care (http://kawempehomecare.org/)beeindruckt. Auch die Schönheit des Landes hinterließ bleibende Eindrücke und so würde sie eine Reise nach Uganda jedem empfehlen.
E-Mail: s4caloth@uni-bonn.de

Literatur

CIA: The World Factbook. https://www.cia.gov/library/publications/the-world-factbook/geos/ug.html 6.6.2015
Jack, B. A., Kirton, J., Birakurataki, J., Merriman, A. (2011). ›A bridge to the hospice‹: The impact of a Community Volunteer Programme in Uganda. doi: 10.1177/0269 216310397566 2011 25: 706. Originally published online 14 March 2011, Palliative Medicine.
Maes, K., Shifferaw, S. (2011). Cycles of poverty, food insecurity, and psychosocial stress among Aids care volunteers in urban Ethiopia. In: Annals of Anthropological Practice, May 1, 35 (1), S. 98–115.
Ramsay, S. (2003). Leading the way in African home-based palliative care. In: The Lancet, Vol. 362, November.
Wairagala, W. (2010). Working to improve access to palliative care in Africa. In: The Lancet, Vol 11, 3, S. 227–228.

Anmerkung

1 Jesse Otegbayo (University of Ibadan, Nigeria) estimates that up to 80 % of cancer cases in Africa are detected late, which combined with the acute shortage of radiotherapy and chemotherapy services means it is especially important to expand the reach and quality of palliative care (Wairagala 2010).

Compassionate Communities

Von der institutionellen Versorgung zur Sorgekultur, vom »professionalisierten« Ehrenamt zum zivilgesellschaftlichen Engagement

Klaus Wegleitner

Compassion:
Sorge mit und für Bürger/-innen

»Es geht um ein Gefühl der Verantwortung für die Sorge um benachteiligte Menschen in unserer Gesellschaft. Um jene, die an den Rand gedrängt werden, nicht mehr am Alltagsleben teilhaben können und einsam sind, wie die Alten und Sterbenden oder Menschen mit Behinderung«

führt Mohammed Younus seine Motivation aus, warum er 2005 gemeinsam mit drei Freunden die Freiwilligenorganisation »NEST« in Koyilandy, 15 Kilometer nördlich von Kozhikode im südwestindischen Bundesstaat Kerala gelegen, gegründet hat. Als Studenten haben sie beobachtet, wie in der Nachbarschaft die Alten vereinsamt sind, und schließlich, wie eine von Schmerzen geplagte alte Frau in den letzten Tagen ihres Lebens nicht mehr zu Hause verbleiben konnte. Younus und seine Freunde klopften an die Haustüren der Nachbarn, begannen Runde-Tisch-Gespräche zu organisieren, um ein nachbarschaftliches Sorgenetz aufzubauen, das in solchen Situationen am Lebensende hilft.

Mittlerweile sind bei NEST mehr als 300 Menschen bürgerschaftlich engagiert und begleiten und unterstützen über 2000 Betroffene: Menschen am Lebensende, hochaltrige und psychisch erkrankte Menschen, Paraplegiker und vor allem Kinder und Jugendliche mit Behinderungen. NEST hat 100 Betroffene mit in Indien kaum verfügbaren, weil nicht leistbaren Rollstüh-

len ausgestattet und über 150 Familien werden mit Nahrungspaketen unterstützt. Professionelle Therapeuten und Therapeutinnen, Pflegerinnen und Pfleger, Mediziner und Medizinerinnen sind bei NEST nun ebenfalls eingebunden. Getragen, geleitet und gesteuert wird die nachbarschaftliche Netzwerkorganisation aber nach wie vor von zivilgesellschaftlich engagierten Bürgern und Bürgerinnen, die über religiöse und soziale Barrieren hinweg Sorge mit und für die Community leisten.

Die Studentin Alakananda ist Anfang zwanzig und erzählt begeistert und begeisternd von der Initiative »Students in Palliative Care« (SIPC), die vom Institute of Palliative Medicine in Khozikode, dem Collaboration Center for Community Based Palliative Care der Weltgesundheitsorganisation (WHO), gefördert wird. Bei meinem Besuch des Instituts treffe ich jeden Nachmittag und frühen Abend eine Gruppe von Studentinnen und Studenten aus den Bereichen Wirtschaft, Kunst und Philosophie und anderen, die ihre Zeit in der und rund um die Inpatient Facility (Hospiz-Palliativstation) verbringen. Sie stehen vor dem Eingang. Gemeinsam mit jungen chronisch Erkrankten und Paraplegikern scherzen sie, zeigen einander Fotos und Videos im Smartphone, berichten von ihren Charity-Aktivitäten in der Stadt – das neueste Projekt widmet sich der Sorge um die Obdachlosen in Khozikode – und berichten, wie sie gerade bei einer Entrümpelung eine Menge alter Möbel besorgt haben. Noch am selben Abend wird ein Transport direkt ans Institut organisiert; gemeinsam wird das Gerümpel ausgeladen, zerlegt und für den Bau von Regalen und anderen

Leidfaden, Heft 4 / 2015, S. 23–29, © Vandenhoeck & Ruprecht GmbH & Co. KG, Göttingen, 2015, ISSN 2192–1202

behelfsmäßigen Möbeln für das Institut und bedürftige Familien vorbereitet. Auf meine Frage,
wie sie ihre Rolle als Freiwillige hier verstehen,
antworten Fulaij und Naseef:

> *»Wir möchten für die jungen Menschen hier
> Freunde sein. Wir bieten keine Dienstleis-
> tung an. Wir gehen einfach normal miteinan-
> der um. Dazu gehört es auch, Spaß zu haben,
> manchmal müssen wir Trost spenden. Die
> Menschen hier geben uns viel mehr zurück,
> als wir ihnen helfen können.«*

Am nächsten Tag begleite ich eine kleine Gruppe der Studenten/Studentinnen auf den Campus
des Providence Women's College Calicut, wo sie
in einem mit Studentinnen gefüllten Saal leben-
dig von ihren bereichernden Erfahrungen im freiwilligen Engagement in Palliative Care berichten und sie zum Mitmachen motivieren möchten.
Eine Sozialarbeiterin des Institute of Palliative
Medicine diskutiert mit den College-Studentin-
nen anhand von konkreten Sorgesituationen die
Philosophie von Palliative Care. Es geht um Sen-
sibilisierung, Bewusstseins- und Kulturarbeit in
der Gesellschaft, erzählt sie mir.

Alakanada berichtet schließlich noch von der
Organisation und Durchführung der ersten internationalen Konferenz zum Thema »Youth in Palliative Care« in Khozikode im Januar 2015. Über

1000 Teilnehmer/-innen, größtenteils aus Indien,
aber auch aus vielen anderen Weltregionen, haben auf der Konferenz lokale Erfahrungen und
Initiativen im freiwilligen Engagement von jungen Menschen in Palliative Care präsentiert und
diskutiert, konzeptuelle und wissenschaftliche
Hintergründe beleuchtet, vor allem aber ein le-
bendiges, von Musik und Tanz geprägtes gemeinsames Event zelebriert. Das hat eines ganz besonders deutlich gezeigt:

> *»Junge Menschen sind nicht desinteressiert
> und sozial verantwortungslos. Sie finden Sinn
> in der Sorge um andere, sie leben in den Ini-
> tiativen gesellschaftliche compassion, sie
> übernehmen Verantwortung, ganz im Sin-
> ne unseres Slogans ›because I care‹«*, betont
> Alakananda mit Nachdruck.

»Diese Studenten sind die Zukunft von Palliative Care«, meint Dr. Suresh Kumar. Er hat mit ein
paar Kollegen in den 1990ern die Palliative Care
Society in Kerala gegründet und war dann maßgeblich daran beteiligt, jene Nachbarschaftsnetz-
werke aufzubauen, für die Palliative Care in Kerala
nun weltweit bekannt ist (Kumar 2007). Mittlerweile steht S. Kumar dem Institute of Palliative
Medicine nicht mehr als Direktor vor, sondern
ist damit beschäftigt, viele andere indische Bun-
desstaaten und Nachbarländer in den nationalen Entwicklungen von Palliative Care zu beraten.

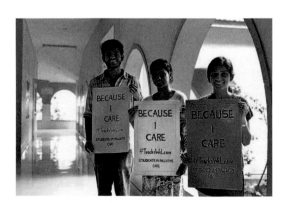

Studenten in Calicut, Kerala, Indien, als freiwillige Helfer/
-innen in Palliative Care am Institute of Palliative Medicine,
WHO Collaborating Centre for Community Participation

> *»Die Sterbenden in ihren existenziellen,
> spirituellen und vor allem sozialen Bedürf-
> nissen wahrzunehmen und zu begleiten, da
> stoßen wir Mediziner an unsere Grenzen.
> Es braucht vertraute Gesichter, die Familie,
> Freunde, Nachbarn. Für die Zukunft von
> Palliative Care müssen wir diese Grenzen
> der Versorgungsangebote und der Professio-
> nellen anerkennen. Die Sorge muss von der
> Mitmenschlichkeit der Gesellschaft getragen
> werden. Wir Profis können dann unterstützen
> oder in schwierigen Situationen helfen.«*

Das Anerkennen der Grenzen von formalen Palliative-Care-Angeboten und die Feststellung, dass die universelle Erfahrung des Sterbens uns alle, als Menschen und Bürger/-innen, angeht und nicht an Experten und Organisationen delegiert werden kann, war auch für die Entwicklungen gemeindeorientierter Palliative Care in Australien zentral. Ende der 1990er haben spezialisierte Palliative-Care-Dienste, begleitet und beraten vom Soziologen und Public-Health-Forscher Allan Kellehear, begonnen, Programme zur Gesundheitsförderung in Palliative Care umzusetzen (Kellehear 1999). Palliative-Care-Dienste haben im Zuge dessen neue Partnerschaften mit den Communities und Gemeinden aufgebaut. Die Palliative-Care-Organisationen sind sensibilisierend und bewusstseinsbildend in der Community tätig und tragen zum Aufbau von lokalen Sorgenetzwerken – insbesondere für indigene Bevölkerungsgruppen – bei.

Ganz im Sinne der Hospizidee und von Palliative Care ist dabei die Einsicht handlungsleitend, dass das Sterben keine Krankheit ist. Sterben ist ein Teil des Lebens, es ist die letzte – sehr unterschiedlich lange dauernde – Zeit eines gesundheitlich meist eingeschränkten Lebens (durch Mehrfacherkrankungen im hohen Alter, durch Krebserkrankungen, durch chronische, neurologische Erkrankungen, durch Demenz). Mit der Brille der Gesundheitsförderung auf die letzte Lebensphase blickend geht es daher um die Frage, welche gesellschaftlichen Rahmen- und Lebensbedingungen es braucht, damit Menschen gemeinsam mit anderen ermächtigt werden, ihre eigenen Ressourcen für einen angemessenen Umgang mit Krankheit, Sterben, Tod und Trauer zu mobilisieren. Als Zielsetzung geht es um Hilfe zur Selbsthilfe. Das setzt das Verständnis eines subsidiarischen Hilfe- und Sorgenetzwerkes voraus, das immer von den Lebens- und Sterbebedingungen der Betroffenen, der Hilfsbedürftigen ausgeht; das sich an den Sozial- und Lebensräumen orientiert und in dem die Profis zurücktreten, sich in eine Unterstützer- und Ermöglicherrolle begeben (Wegleitner und Heller 2014).

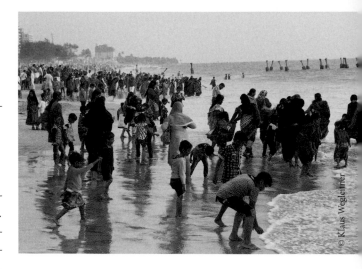

© Klaus Wegleitner

In den letzten Jahren sind international (Sallnow, Kumar und Kellehear 2012; Wegleitner, Heimerl und Kellehear 2015), insbesondere aber auch im deutschsprachigen Mitteleuropa, parallele Entwicklungen im Aufbau und der Förderung neuer sozialraum- und quartiers-/gemeindeorientierter Sorgemodelle und Hilfenetzwerke zu beobachten. Im Hospiz- und Palliative-Care-Bereich stehen dafür insbesondere Projekte und Initiativen zur Etablierung von »Compassionate Communities« (Kellehear 2013, Wegleitner et al. 2015), im deutschsprachigen Raum werden ähnliche Zielsetzungen vertreten durch die Förderung einer Sorgekultur im »Dritten Sozialraum« (Dörner 2007), durch die Stärkung von »Caring Communities« (zum Beispiel Klie 2015) oder die Entwicklung von »demenzfreundlichen Kommunen« (zum Beispiel Gronemeyer und Rothe 2015). Diese Bewegungen verbinden Empowerment mit breitem zivilgesellschaftlichem Engagement im Alltag der erweiterten Gemeinde, deren Mitglieder Sorgeverantwortung übernehmen.

Sorgende Gemeinde im Leben und Sterben: ein Modellprojekt in Österreich

Von der institutionellen, spezialisierten Palliativversorgung zur kommunalen Sorgekultur

Wie ist die Sorge am Lebensende und im Hinblick auf das Lebensende organisiert beziehungsweise was macht sie aus? Wer sorgt für wen? In welcher Weise? Wie können Sorgenetzwerke und eine Sor-

gekultur am Lebensende in der Gemeinde gestärkt werden? Wie sollte das Verhältnis zwischen dem informellen Netz und den professionellen Diensten gestaltet werden? Und wie kann die Selbsthilfe von Bürgerinnen und Bürgern unterstützt werden? Diese Fragen stehen im Zentrum des seit Anfang 2014 laufenden Projekts »Sorgende Gemeinde im Leben und Sterben« in der Tiroler Bezirkshauptstadt Landeck.

Das Institut für Palliative Care und Organisationsethik der IFF Wien/Universität Klagenfurt hat das Projekt in Kooperation mit der Tiroler Hospiz-Gemeinschaft initiiert und konnte die Stadtgemeinde Landeck als Mitauftraggeber gewinnen. Diese Projektpartnerschaft ist in zweierlei Hinsicht bemerkenswert: a) Die Tiroler Hospizgemeinschaft fungiert nicht »nur« als Praxispartner, sondern ist über eine Mitarbeiterin im wissenschaftlichen Team eingebunden, wodurch das partizipative Interventionsforschungsprojekt im besten Sinne transdisziplinär ist. b) Nicht eine Institution oder ein Versorgungsanbieter ist lokaler Projektpartner, sondern die kommunalpolitische Ebene und damit potenziell die Gemeinde als Ganzes.

Das Projekt »Sorgende Gemeinde im Leben und Sterben« in Landeck ist der Versuch, den Paradigmenwechsel von einer institutions- und professionszentrierten Versorgung am Lebensende hin zu einer community- und gemeindeorientierten Sorgekultur in Österreich zu fördern und modellhaft umzusetzen.

Die lokale Sorgekultur würdigen, analysieren und Menschen ins Gespräch bringen

In einem ersten Schritt ging es im Projekt darum, die bestehende Sorgekultur gemeinsam mit den Bürgerinnen und Bürgern sichtbar zu machen und zu würdigen sowie die Vernetzung in der Gemeinde zu stärken. Vielfältige Gespräche, Fokusgruppen und Workshops haben mit Personen stattgefunden, die auf unterschiedliche Weise in die Pflege und Betreuung von Menschen in der letzten Lebensphase involviert sind. Bei partizipativer Forschung geht es nicht nur darum, Daten zu erheben, Informationen abzuholen und Wissen zu generieren, sondern vor allem auch darum, die unterschiedlichen Bevölkerungsgruppen miteinander ins Gespräch zu bringen. Das Projekt schafft einen Raum in der Gemeinde, wo existenzielle Erfahrungen ausgetauscht werden können, wo kollektives Wissen zur lokalen Sorgekultur gefördert beziehungsweise die in der Gemeinde bestehende, meist implizite, kollektive »Weisheit« zum Umgang mit der Sorge am Lebensende sichtbar wird.

Zentral für die erste Phase des Projekts war es, mit den Menschen vor Ort in Kontakt zu kommen, sich sozial einzulassen, um ein Gefühl – ein »Gespür« – für die Lebensbedingungen, kulturellen Spezifika und die Sorge- und Beziehungsnetzwerke zu bekommen. Im Kern geht es dabei um das Anerkennen und Würdigen der bestehenden Sorgekultur und Hilferessourcen, indem man ins Gespräch kommt, vor allem zuhört und wechselseitiges Vertrauen aufbaut. Letztendlich geht es darum, einen Raum zu eröffnen, in dem »compassion« (Mitgefühl) ermöglicht wird und Solidarität Platz hat.

Wie wollen wir das Leben in der Gemeinde gestalten? Zukunftsperspektiven und Maßnahmen

Ein zentrales Element in der zweiten Projektphase war die Durchführung eines Bevölkerungsgesprächs (Bürger/-innen-Forums) im Stadtsaal der Gemeinde. Zur Veranstaltung »Alt, krank ... und jetzt?« kamen knapp hundert Menschen, die zur Zukunft des Helfens in Landeck ins Gespräch kamen. Die Bürgerinnen und Bürger diskutierten zunächst engagiert jene Themen, die pflegende Angehörige und Menschen aus dem lokalen Hilfenetzwerk in den Interviews, Workshops und Fokusgruppengesprächen als besonders wichtig erachtet haben: a) Unterstützung pflegender Angehöriger, b) Gegen die Vereinsamung im (ho-

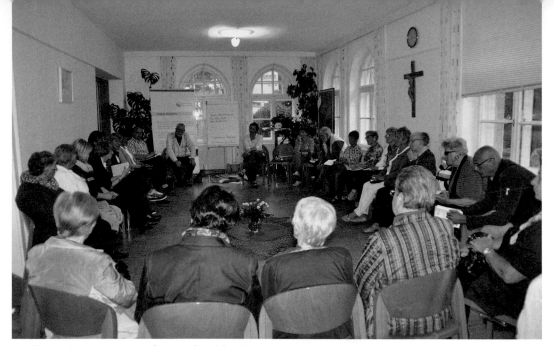

Bevölkerungskurs »Vorsorgen, pflegen und gut leben bis zuletzt« in Landeck

hen) Alter, c) Lebensumbrüche und Vorsorge, d) Sorge ohne schlechtes Gewissen, e) Sorgearbeit gerecht verteilen, f) Nachbarschaftskultur stärken/entwickeln.

Als Diskussionsimpuls dienten vom Wissenschaftler/-innen-Team vorgestellte Originalzitate und kurze erläuternde Thesen zu den jeweiligen Themen entlang der Grundsatzfrage: *Wie wollen/können wir das Leben in und um Landeck so gestalten, dass … (zum Beispiel) … wir einander als Nachbarn und Nachbarinnen im Blick haben und kleine Hilfeleistungen eine Selbstverständlichkeit sind?* Dann sollten Ideen möglichst konkret auf »Bürger/-innen-Vorschlagskarten« festgehalten werden. Über vierzig Vorschläge wurden von den Bürgern entwickelt, wie die Sorgekultur in der Stadtgemeinde gestärkt werden kann. Diese Vorschläge wurden gesammelt, vom Projektteam ausgewertet und im Sozialausschuss der Stadtgemeinde vorgestellt und besprochen. Folgende Handlungsfelder standen im Zentrum der Bürger/-innen-Vorschläge: Belebung und Stärkung der Nachbarschaftskultur (für Nachbarschaftlichkeit sensibilisieren, freiwillige und nachbarschaftliche Sorge aufbauen/koordinieren, sich kümmern), soziale Teilhabe ermöglichen, Ansprechpartner und Koordination von Sorgeangeboten schaffen, darüber reden und informiert werden.

Neben der Entwicklung von konkreten Zukunftsperspektiven diente das Bevölkerungsgespräch auch dazu, dass formelle und informelle Helfer/-innen und ihre Angebote sichtbar gemacht und ein Raum für Wissens- und Informationsaustausch für die Bevölkerung geschaffen wurde.

Sorgekultur stärken: Lokale Maßnahmen initiieren, fördern und begleiten

Parallel zum Bevölkerungsgespräch und als Ergebnis aus den Vorschlägen wurden in unterschiedlichen Bereichen der Gemeinde Impulse und Initiativen mit einem engagierten Team von lokalen Akteuren (Sorgeteam) auf den Weg gebracht und umgesetzt.

So wurde unter dem Titel »*Wie geht es dir eigentlich?*« ein »Kümmerer- und Nachbarschaftsabend« veranstaltet. Dabei wurden Erfahrungen ausgetauscht, um im Erzählen die »unsichtbare« Sorge und Hilfe bewusst zu machen, die Friseure, Briefträgerinnen, Verkäufer, Taxifahrerinnen, Hausbesorger, Nachbarinnen und andere »Kümmerer« in ihrem Alltag erbringen. *Was sind die kleinen, kostbaren Hilfen im Alltag? Welche Möglichkeiten gibt es? Und: Wie kann die Sorge für andere nicht als Last, sondern als Bereicherung erfahren werden?*, waren Fragen, die diskutiert wurden.

Wo und von wem bekomme ich in einer Pflege- und Betreuungssituation Hilfe? Was ist mir in der letzten Lebensphase wichtig? Welche Möglichkeiten der Vorsorge gibt es? Wie merke ich, wenn ein

Mensch dem Sterben nahe ist? Wie verlaufen Trauerprozesse? Was hilft mir, nach dem Tod eines geliebten Angehörigen wieder Kraft zu finden? Diese und viele andere Fragen wurden seit Mai 2015 an vier Abenden im Rahmen des Bevölkerungskurses »Vorsorgen, pflegen und gut leben bis zuletzt« in Landeck behandelt. Der Kurs richtete sich an alle Bürgerinnen und Bürger. Die Teilnahme war kostenlos und die Abende konnten auch einzeln besucht werden. Der Kurs wurde vom IFF-THG-Projektteam mit informellen und formellen Helfern aus der Region gemeinsam entwickelt. Moderiert und inhaltlich gestaltet wurde der Bevölkerungskurs von den lokalen Helfern (Hospizteam, Bestattung, Seelsorge des Krankenhauses, Hauskrankenpflege, Wegbegleiter/-innen zur Unterstützung pflegender Angehöriger, Palliativpflege und Palliativmedizin und andere).

Der Bevölkerungskurs sollte: a) zu einer frühzeitigen Auseinandersetzung mit Fragen der Begleitung, Sorge und Selbstsorge bei Pflegebedürftigkeit und am Ende des Lebens beitragen. b) Menschen dazu ermutigen, Fragen der Pflegebedürftigkeit und der letzten Lebensphase frühzeitig zu besprechen und eine aktive oder aktiv unterstützende Rolle einzunehmen. c) Orientierungswissen und Unterstützung in Fragen der Begleitung von alten, schwerkranken und sterbenden Menschen sowie im Umgang mit Sterben, Tod und Trauer anbieten.

»Ich war überrascht und es hat mich sehr gefreut, welch große und positive Resonanz der Kurs in der Bevölkerung ausgelöst hat. Alle vier Kursabende waren sehr gut besucht. So

kamen am letzten Abend ca. 40 Menschen in den Alten Widum. Ältere Menschen, pflegende Angehörige, interessierte Bürger/-innen und Menschen, die professionell oder ehrenamtlich im Bereich der Pflege und Begleitung tätig sind, haben sich in einer sehr offenen Atmosphäre ausgetauscht, ihre Ängste, Sorgen und Interessen eingebracht und von den Referenten hilfreiche Informationen und Hilfestellungen erhalten«,

erzählt die Geschäftsführerin des Sozial- und Gesundheitssprengels, die auch alle vier Abende moderierend begleitet hat. Die Teilnehmer/-innen äußerten eine hohe Zufriedenheit und sind laut eigener Aussagen »bereichert und beschenkt nach Hause gegangen«. Im Nachklang zu den Bevölkerungskursen haben Teilnehmer/-innen erzählt, dass sie durch den Kurs ermutigt wurden, Gespräche mit ihren Angehörigen zu führen, die zurückgezogene Nachbarin anzusprechen, Hilfe von außen zuzulassen, und dass viele Ängste abgebaut werden konnten.

Gemeinsam mit Lehrern und Schülern wurden Miniprojekte zur »Sorgekultur in der Gemeinde« initiiert und eine Kooperation mit einer lokalen Tageszeitung etabliert. In einer Klasse haben Schüler/-innen Gespräche mit ihren Großeltern über das Altwerden, über Sorgeerfahrungen und über ihre Wünsche, Ängste und Sorgen in der letzten Lebensphase geführt. Die Gespräche wurden per Video oder Audio aufgezeichnet. Gemeinsam mit dem Lehrer haben die Schüler/-innen daraus einen sehr berührenden Kurzfilm entwickelt und im Beisein der Großeltern im Projekt vorgeführt und den Prozess der persönlichen Auseinandersetzung mit den Themen reflektiert.

Gemeindeorientierung in Palliative Care: die Rolle von Hospiz- und Palliativdiensten

Eine »Compassionate Community« zu entwickeln erfordert einen kontinuierlichen kulturellen Prozess, der die direkte Betroffenheit und Sorge für verletzliche, gebrechliche sterbende und trauernde Menschen ermöglicht. Diese geteilten existenziellen menschlichen Erfahrungen stärken die sozialen Ressourcen und den Zusammenhalt und fördern sorgende Gemeinschaften. Es geht letztlich um die Förderung von Alltagssolidarität, nachbarschaftlicher und familiärer Unterstützung, um die (Re-)Integration der Themen Sterben, Tod und Trauer in die Lebenszusammenhänge der Menschen.

Hospiz- und Palliative-Care-Einrichtungen und -Dienste können hier eine wichtige, initiierende Rolle in der Community übernehmen, indem sie Räume in der Gemeinde öffnen, wo Bürgerinnen und Bürger miteinander ins Gespräch gebracht werden zu Fragen der gesellschaftlichen Sorge und Solidarität, des gesellschaftlichen Umgangs mit Sterben, Tod und Trauer sowie der Organisation von Sorgenetzwerken und wo die ethische Reflexion »des Guten« im Leben und Sterben ermöglicht wird. Dies setzt voraus, dass Dienste und Einrichtungen der Hospiz- und Palliativversorgung ihre professionellen »Sorgeangebote« verändern und erweitern. Auch die Förderung von freiwilligem Engagement in der Sorge am Lebensende ist im Sinne einer sorgenden Gemeinde wesentlich vielfältiger zu verstehen als die koordinierte Organisation einer ehrenamtlichen Hospizgruppe.

Die traditionsreichsten Hospize in Großbritannien, wie St Christophers, St. Josephs oder das Severn Hospice, tragen dem bereits seit Jahren Rechnung, indem sie unterschiedlichste Community-Programme entwickeln und das »professionelle« koordinierte Ehrenamt in Palliative Care um vielfältige Formen der Förderung zivilgesellschaftlichen Engagements in nachbarschaftlichen Netzwerken ergänzen. In der Entwicklung einer kommunalen Sorgekultur oder von »Compassionate Communities« steht somit nicht die *Versorgung* von Patientinnen und Patienten im Mittelpunkt, sondern die Sorge und Solidarität mit und für Bürger/-innen in geteilter Verantwortung von zivilgesellschaftlicher und professioneller Hilfe.

Mag. Dr. Klaus Wegleitner ist Assistenzprofessor am Institut für Palliative Care und OrganisationsEthik an der Fakultät für Interdisziplinäre Forschung und Fortbildung (IFF Wien) der Alpen-Adria-Universität Klagenfurt, Graz, Wien.

E-Mail: Klaus.Wegleitner@aau.at

Literatur

Dörner, K. (2007). Leben und Sterben, wo ich hingehöre. Dritter Sozialraum und neues Hilfesystem. Neumünster.

Gronemeyer, R., Rothe, V. (2015). Dementia-friendly communities: together for a better world with (and without) dementia. In: Wegleitner, K., Heimerl, K., Kellehear, A. (Hrsg.): Compassionate Communities. Examples from Britain and Europe. London, S. 184–197.

Kellehear, A. (1999). Health promoting palliative care. Oxford.

Kellehear, A. (2005). Compassionate Cities. Public health and end-of-life care. London, New York.

Kellehear, A. (2013). Compassionate Communities: End-of-life care as everyone's responsibility. QJM – An International Journal of Medicine. doi: 10.1093/qjmed/hct200.

Klie, T. (2015). On the way to a caring community? The German debate. In: Wegleitner, K., Heimerl, K., Kellehear, A. (Hrsg.), Compassionate Communities. Case studies from Britain and Europe. London, S. 198–209.

Kumar, S. (2007). Kerala, India: A regional community-based palliative care model. Journal of Pain and Symptom Management, 33, S. 623–627.

Sallnow, L., Kumar, S., Kellehear, A. (Hrsg.) (2012). International perspectives on public health and palliative care. London, New York.

Schuchter, P., Heller, A. (2015). ›Ethics from the bottom up‹: Promoting networks and participation through shared stories of care. In: Wegleitner, K., Heimerl, K., Kellehear, A. (Hrsg.), Compassionate Communities. Case studies from Britain and Europe. London, S. 122–136.

Wegleitner, K., Heimerl, K., Kellehear, A. (Hrsg.) (2015). Compassionate Communities: Case studies from Britain and Europe. London.

Wegleitner, K., Heller, A. (2014). Public Care – Die Demokratisierung der Sorge. Public Health und Palliative Care. In: Praxis Palliative Care, 23, S. 10–14.

Wegleitner, K., Schuchter, P., Prieth, S. (2015). Caring community in living and dying in Landeck, Tyrol, Austria. In: Wegleitner, K., Heimerl, K., Kellehear, A. (Hrsg.) (2015). Compassionate Communities: Case studies from Britain and Europe. London, S. 105–121.

Bildnachweis

S. 28 styluneed/fotolia

Ambulantes Wohnprojekt von Bonn Lighthouse
Hospizarbeit am Rand der Gesellschaft

Ein Interview von Jürgen Goldmann mit Liz Röder und Heidi Zimmermann

Bonn Lighthouse, Verein für Hospizarbeit e. V., betreibt seit 1995 ein ambulantes Wohnprojekt. Darüber hinaus bietet der Verein einen ambulanten Hospizdienst, der überwiegend in Einrichtungen der Behindertenhilfe aktiv ist, sowie einen Besuchsdienst auf der Station Saunders (Palliativstation, Universitätsklinikum Bonn) an.

Das Wohnprojekt ist konzipiert für Menschen mit einer schweren chronischen und lebensverkürzenden Erkrankung mit dem Schwerpunkt

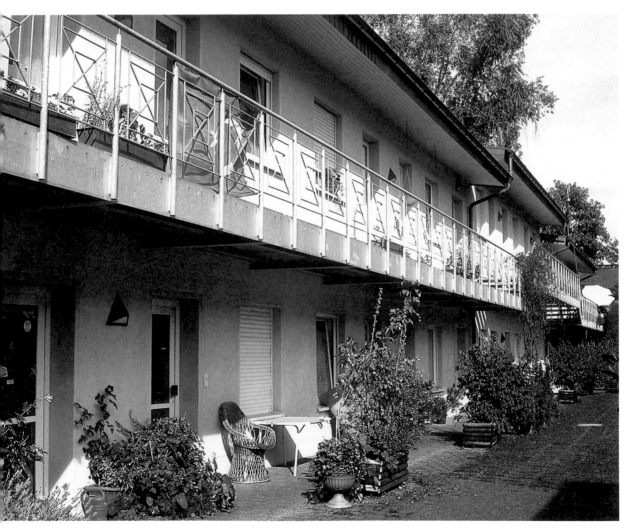

Wohnprojekt Lighthouse

Leidfaden, Heft 4 / 2015, S. 30–34, © Vandenhoeck & Ruprecht GmbH & Co. KG, Göttingen, 2015, ISSN 2192–1202

HIV und Aids. 55 Prozent der insgesamt 85 seit 1995 betreuten Bewohner sind (oder waren) an Aids erkrankt. Das Wohnprojekt unterscheidet sich im Wesentlichen durch drei Aspekte von der konventionellen Hospizarbeit:

- lange Begleitungszeiten (durchschnittliche Verweildauer beträgt 3 Jahre)
- niedriger Altersdurchschnitt (47 Jahre)
- komplexer psychosozialer Betreuungsbedarf (vielfach Erfahrung von Sucht, Ausgrenzung, Obdachlosigkeit, Vereinsamung etc.)

Etwa die Hälfte der Bewohner sind langzeit- und schwerabhängige Drogengebraucher, die nicht selten bis zu ihrem Lebensende mit Methadon/Polamidon substituiert oder im Heroinprogramm behandelt werden. Diese komplexe psychosozialen Hintergründe und »belasteten« Biografien der Bewohner beinhalten für die im Wohnprojekt tätigen ehrenamtlichen Mitarbeiter neben den Themen Sterben, Tod und Trauer noch andere besondere Herausforderungen. Liz Röder und Heidi Zimmermann, zwei langjährig engagierte Ehrenamtliche, beschreiben ihre Erfahrungen im folgenden Interview mit Jürgen Goldmann, Koordinator des Ambulanten Hospizdienstes von Bonn Lighthouse:

Liz und Heidi, ihr seid seit Jahren bei Bonn Lighthouse ehrenamtlich aktiv …

Liz: Ja, ich bin schon seit 1999 bei Bonn Lighthouse tätig. Ich habe für die Bewohner des Betreuten Wohnens gekocht, in der Uniklinik beim Patientencafé mit gearbeitet und im Heilpädagogischen Heim (HPH Vilich-Müldorf) geistig behinderte Menschen begleitet.

Heidi: Ich bin seit 2010 dabei. Sonntags arbeite ich im Wohnprojekt, dann gibt es dort für die Bewohner Kaffee und Kuchen. Außerdem besuche ich Patienten auf Station Saunders, und ich habe zwei Einzelbegleitungen gemacht, eine im Wohnprojekt und eine in einem Haus der Lebenshilfe Bonn.

Der Hospizverein Bonn Lighthouse e. V. hat ein ganz eigenes Konzept, das sich von dem anderer Hospizvereine unterscheidet, und unsere Wurzeln liegen in der Begleitung von Menschen mit HIV und Aids. Spielte dieses besondere Konzept für euch eine Rolle?

Heidi: Für mich war das ganz wichtig. Ich hatte vorher in einer Suppenküche mit ausgeholfen. Dort bin ich obdachlosen Menschen und solchen mit einer Suchtproblematik begegnet. Deshalb war es für mich nur konsequent, mit Bonn Lighthouse bei einem Verein zu arbeiten, der Menschen aus Randgruppen – speziell mit HIV, Aids und Suchtproblematik – an ihrem Lebensende hilft.

Liz: Als ich bei Lighthouse anfing, waren die Prognosen für Menschen mit HIV und Aids viel schlechter, als es heute zum Glück der Fall ist. Mich hat es damals sehr empört, dass Menschen mit dieser Erkrankung stigmatisiert und an den Rand der Gesellschaft gedrängt wurden. Gleichzeitig hat es mich gereizt, dass ich bei Bonn Lighthouse nicht mit älteren, sondern eben mit jüngeren Kranken arbeiten konnte. Das war für mich eine starke Triebfeder. Bei alten sterbenskranken Menschen kann man eher sagen, dieser Mensch hat sein Leben gelebt, aber für junge oder jüngere Menschen ist die Diagnose doch sehr hart.

Heidi: Als ich in die Begleitungsarbeit eingestiegen bin, war es schon so, dass man dank der Medikamente mit HIV, Aids noch zehn, zwanzig Jahre gut leben konnte. Deshalb war das Alter der Bewohner für mich nicht mehr so ein zentraler Aspekt.

Liz: Heute ist es ja so, dass Erkrankte nach vielen Jahren der Medikamenteneinnahme an den Nebenwirkungen eben dieser Medikamente sterben. Aber um das Jahr 2000 herum sind die Aids-Kranken sehr elend gestorben, und so war die Vorbereitung auf dieses Sterben auch ein wichtiges Thema im Befähigungskurs für uns Ehrenamtliche.

Heidi: Für mich ist das noch eine ganz neue Erkenntnis, dass die Medikamente so gesundheitsschädigend sind. Was ich aber hier gelernt habe, ist, dass die Menschen schon aufgrund ihrer Lebensgeschichte sehr misstrauisch sind. Und dass sie Zeit brauchen, um Vertrauen zu entwickeln.

Misstrauen ist ein zentraler Begriff in der Begleitung von Menschen mit Drogenproblemen?
HEIDI: Ich würde es nicht »Misstrauen«, sondern vielleicht eher einen »gewachsenen Selbstschutz« nennen. Mir hat ein Bewohner erzählt, dass er als substituierter Schwerkranker im Krankenhaus nicht als Patient ernst genommen wird, sondern ihm, so sagt er, dort von den Ärzten mit der Haltung begegnet wird, »bei dem lohnt sich das sowieso nicht«. Da wird jemand wie ein Mensch zweiter Klasse behandelt. Mich berührt das sehr.
LIZ: Mit den Menschen, mit denen ich ehrenamtlich zu tun hatte, wäre ich in meinem »normalen«, privaten Leben nie zusammen gekommen. Diese Begegnungen mit vielen unterschiedlichen Menschen, die ich durch Bonn Lighthouse kennen gelernt habe, empfinde ich als große Bereicherung. Am Anfang war ich sehr unsicher, und da ist dann der Befähigungskurs eine große Hilfe. Im Kurs wird aus dem allgemeinen Bedürfnis »ich möchte etwas tun« etwas Konkretes. Wir lernten viel, es ging sowohl um Faktenwissen, Krankheitsbilder und -verläufe wie auch um den sozialen Umgang miteinander. Der Befähigungskurs war das Startpaket für meine ehrenamtliche Arbeit. Es ist ja schon eine sehr spezielle Klientel, mit der wir zu tun haben.

Gibt es eigentlich den typischen Aids-Kranken?
LIZ: Nein, den gibt es nicht. Als ich begann, waren unter den Aids-kranken Bewohnern viele Drogengebraucher, aber auch schwule Männer, und bei unseren Klinikbesuchen hatten wir dort mit Aids-kranken Blutern und Erkrankten aus dem Ausland zu tun, die kaum oder kein Deutsch sprachen.
    Was die Zielgruppe »schwule Männer« angeht, hat sich heute viel geändert. HIV-infizierte Schwule brauchen heute kein Betreutes Wohnen mehr, sie haben bessere Prognosen, Unterstützung und kommen meistens im Alltagsleben zurecht.
HEIDI: Seit ich bei Bonn Lighthouse arbeite, überwiegen hier die drogengebrauchenden Kranken. Eine Bewohnerin mit diesem Hintergrund habe ich begleitet. Auch bei ihr war das größte Problem ihr Misstrauen. Sie hat sehr viel mitgemacht. Sie hat hier bei Lighthouse dann ganz bescheiden, aber sehr zufrieden gelebt. Sie war einfach zufrieden. Das fand ich phänomenal.
LIZ: Die Drogengebrauchenden haben oft ein ganz problematisches Verhältnis zu ihrer eigenen Biografie, im Gegensatz zu den schwulen Aids-Kranken. Sie bereuen oft, dass sie durch ihr eigenes Verhalten ihr Leben auf eine falsche Bahn gebracht haben. Sie kämpfen nicht nur mit der Krankheit, sondern zusätzlich mit dem Entzug und der Lust auf Drogen, selbst wenn sie substituiert werden. Das ist viel schwieriger als bei schwulen Erkrankten – diese sind in der Rückschau mit ihrem Leben nicht so unzufrieden. Unsere Arbeit mit den Drogengebrauchenden ist viel anstrengender und vielleicht deshalb auch im Endeffekt, wenn wir ihr Vertrauen gewonnen haben, befriedigender. Bei der Arbeit mit dieser Gruppe geht es ja durchaus ans Eingemachte …

Definiere bitte »Eingemachtes« – hast du ein Beispiel für uns?
LIZ: Du musst dich darauf einlassen, Dinge zu hören, die du vielleicht gar nicht hören willst. Du musst die damit verbundenen Emotionen aushalten. Es sind die üblichen Drogengeschichten: Ein Bewohner hatte mich gebeten, während meines Spanien-Urlaubs doch einmal in Madrid dorthin zu gehen, wo er früher gelebt hatte. Es war eine wirklich üble Ecke, aber es war ihm ganz wichtig, dass ich dorthin gehe und dann mit ihm darüber rede. Dann ist es schon ein Unterschied, ob ich darüber in einem Zeitungsartikel lese oder ob mir jemand gegenüber sitzt, der solche Dinge erlebt hat und der, das ganz nebenbei, auch so aussieht, als habe er das alles erlebt …

HEIDI: Mir sagte ein Bewohner neulich, er würde sich jetzt, mit Ende fünfzig, fragen: »Wie kam das überhaupt alles? Ich bin seit 45 Jahren Drogenkonsument.« Und es ist ja nicht nur der Konsum, dazu kommen Kriminalität, Inhaftiertsein, Flucht. Er hat so viel hinter sich, ist todkrank, aber er steht vor mir und lebt, trotz allem. Das Allerwichtigste für diese von ihrer Sucht getriebenen Menschen ist es, selbst entscheiden zu können, was sie tun oder nicht tun – als Drogenkonsument hat man nämlich keine Wahl mehr.

Beide sagt ihr, drogengebrauchende Menschen zu begleiten sei von einer besonderen Intensität. Beide seid ihr mit Themen beschäftigt, die mehr lebens- als sterbebegleitende Themen sind. Und das sind auch im sozialen Kontext ganz andere Themen und auch Belastungen als in einem »normalen« Hospiz.

LIZ: Bei der intensiven Arbeit mit Drogengebrauchern hat man wunderbare Erfolgserlebnisse, aber man muss auch lernen, Misserfolge auszuhalten. Man bemüht sich sehr um jemanden und wird plötzlich ohne Grund zurückgestoßen. Oder du wirst Dritten gegenüber verächtlich als weltfremde Ehrenamtlerin dargestellt. Die Wertschätzung für unsere Arbeit ist nicht immer da. Das hängt natürlich damit zusammen, dass diese Menschen sich selber auch nicht wertschätzen.

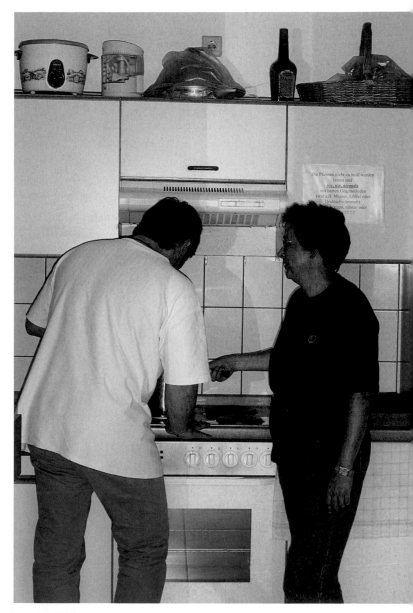

Bewohnerküche

HEIDI: Oder die begleitete Person sagt einfach »nein« zu meinen Vorschlägen. Ich muss die Grenzen akzeptieren, und wenn jemand »nein« sagt, muss ich das Thema ruhen lassen und den anderen das Tempo und die Richtung bestimmen lassen. Das zu akzeptieren, das muss man können.

LIZ: Man muss lernen, sich die Dinge nicht so zu Herzen zu nehmen. Wir hatten einen Bewohner, der war an einem Tag dein bester Freund, am nächsten Tag ging er dich dann auf eine Art und Weise an, dass du nicht glauben konntest, dass es sich um denselben Mensch handelte.

Das sind Dinge, die zu diesem Krankheitsbild gehören. Es ist deshalb sehr wichtig, eine gewisse innere Distanz zu halten. Andernfalls kann man mit dem nächsten Klienten nicht mehr arbeiten.

Abgrenzung ist gerade in diesem Begleitungsfeld noch einmal ganz besonders wichtig. Aber warum macht ihr diese Arbeit mit diesen Menschen mit HIV, Aids, den Drogengebrauchenden?

HEIDI: Etwas Besonderes ist, dass viele sich so an ganz kleinen Dingen freuen können. Und sie sind dankbar fürs Zuhören; dafür, dass sie mit jemandem sprechen können. Das sind Momente, wo ich merke, dass es Sinn macht, was ich tue.

LIZ: Es ist meine Grundüberzeugung, dass man etwas abgeben sollte, wenn es einem gut geht. Wie Heidi gesagt hat, es ist das ganz tief empfundene Gefühl, etwas Sinnvolles zu tun – etwas zu tun, was man aus voller Überzeugung freiwillig tut. Je freiwilliger man dies tut, desto mehr bekommt man zurück.

Sterben HIV-/Aids-Kranke anders als Menschen mit anderen Krankheitsbildern?

LIZ: Noch vor fünfzehn Jahren war es extrem, was diese Sterbenden an Symptomen aushalten mussten, ohne dass man in der Lage war, ihnen das Leiden zu erleichtern. Jetzt ist die medizinische und die palliative Versorgung sehr viel besser. Deshalb würde ich heute sagen, dass Aids-Kranke genauso sterben wie alle anderen. Wenn ich am Ende an Organversagen sterbe, ist es vollkommen egal, ob ich vorher Krebs gehabt habe oder Aids.

HEIDI: Losgelöst vom Krankheitsbild ist es ein Sterbeprozess. Ich habe meine Mutter sterben sehen, ich habe eine Bewohnerin bei Lighthouse sterben sehen – da war kein Unterschied.

LIZ: Wir sterben, und dann ist es egal, ob einer Millionär war oder ein Drogenabhängiger. Alle hängen am Leben, keiner will gehen. Das ist einfach so und gehört zum Leben dazu.

Bei der klassischen hospizlichen Aufgabe, die letzten Tage und Wochen der Sterbenden zu begleiten und zu gestalten, gibt es bei Bonn Lighthouse so gut wie keine Besonderheiten. Es ist die Lebensbegleitung, die bei uns mit besonderen Herausforderungen verbunden ist. Wie tankt ihr auf, woher holt ihr euch Kraft?

LIZ: Walken! Gehen an der Luft im Grünen macht den Kopf frei. Für mich ist die Beschäftigung mit der Natur ein gutes Gegengewicht zu Krankheit, Sterben und Tod. Ich bin der Meinung, dass man nur aus einem Überschuss abgeben kann. Wenn der Akku sich leert, muss man ihn auffüllen.

HEIDI: Wenn es um konkrete Situationen im Lighthouse geht, sind für mich aber die Hauptamtler eine gute Anlaufstelle. Die fachliche Begleitung ist sehr hilfreich und wichtig, wenn man selbst in Emotionen feststeckt.

Was wünscht ihr euch für die kommende Zeit bei Bonn Lighthouse?

LIZ: Weitermachen! Weil ich schon so lange dabei bin, war es für mich immer schön, alle paar Jahre in einen anderen Arbeitsbereich wechseln zu können. Die Möglichkeiten, bei Lighthouse ehrenamtlich zu arbeiten, sind ja sehr vielfältig.

HEIDI: Es gibt sicher viele wichtige Arbeitsfelder hier, aber die Arbeit im Wohnprojekt, das ist mein Herzblut.

Liz und Heidi, vielen Dank euch beiden für das Interview!

Liz Röder   Heidi Zimmermann

Jürgen Goldmann, Diplom-Sozialpädagoge, Sterbe- und Trauerbegleiter, ist stellvertretender Geschäftsführer von »Bonn Lighthouse – Verein für Hospizarbeit e. V.«, Koordinator des Ambulanten Hospizdienstes von Bonn Lighthouse, Koordinator des ehrenamtlichen Besuchsdienstes von Bonn Lighthouse auf der Palliativstation Saunders/Universitätsklinik.

E-Mail: juergen.goldmann@koeln.de

Die bunte Vielfalt des Ehrenamtes in Europa
Das »Story Project« der EAPC Taskforce on Volunteering

Leena Pelttari

»Fünfzehn Jahre pflegte ich meinen Mann, der an Aids erkrankt war. Es waren fünfzehn Jahre, in denen die Immunschwäche dem Mann seine Lebenskraft Stück für Stück raubte. Demenz, Krebs, Nierenversagen, neurologische Ausfälle, rezidivierende Infektionen machten das Leben und den Pflegealltag immer mühsamer und beschwerlicher. In der Zeit lernten wir die emotionale Begleitung und praktische Hilfe auch durch Hospizmitarbeiter sehr zu schätzen. Nach zwei Trauerjahren war es mir ein Bedürfnis, den Schatz an Erfahrungen fruchtbar zu machen und die Seiten zu wechseln – vom pflegenden Angehörigen zum Begleiter. Ich weiß, wovon pflegende Angehörige sprechen, und ich kenne das Leben zwischen guten und schwierigen Zeiten der betroffenen Kranken. Heute bin ich Ehrenamtlicher in einem ambulanten Hospizdienst, der sich auf die Begleitung von Menschen mit HIV und Aids spezialisiert hat.«

»Wertschätzung, Achtsamkeit, respektvoller Umgang mit den Menschen (Kranke, Kinder, Angehörige etc.), Berührungen, Empathie, Zeit; jedem Einzelnen auf Augenhöhe zu begegnen, Zuhören, ganz einfach DA ZU SEIN, miteinander lachen, spielen, singen und tanzen.«

»War im Krankenhaus beschäftigt, sah einige Menschen, die sich von der irdischen Welt verabschiedeten, ›allein‹, einfach kalt abgeschoben. Das Personal ist beziehungsweise war überfordert. Das gab einer wie mir zu DENKEN. Auch das Leben gab mir schon so viel

Schönes. Ich will etwas zurückgeben. Besonders alten, kranken Menschen. Diese Generation hat für Österreich ja viel geleistet. Danke, Herr.«

»Erfahrung fürs eigene Leben und Sterben, Persönlichkeitsentwicklung, Reflexion, einfach DA SEIN, die Würde jedes Menschen zu sehen. WÜRDE ist immer da, auch wenn der ›Nebel‹ (Demenz …) über der Sonne liegt. Das Leben stellt jeden Tag Fragen – wir antworten darauf – auch im Hospizbereich.«

»Ich begleite schwangere Mütter als Doula zur Geburt. Meine Idee und Neugierde, was mache ich, wenn es eine stille Geburt gibt!?!? Ich informierte mich und fand einen Platz in der Lebens-, Sterbe- und Trauerbegleitung. Die Koordinatoren stellten sich vor und ich fand meinen Praxisplatz. Heute begleite ich Mütter zur Geburt, der Beginn des Lebens und das Ende des Lebens im Mobilen Hospiz. Der Mittelpunkt meines Lebens ist der Mensch!«

»Volunteering enlarges my heart, connecting with others, making world a little better.«

»Eine Plauderei mit einer in der Hospiz ehrenamtlich tätigen Krankenschwester brachte mich überhaupt auf die Idee, auch einmal … Das war vor zwanzig Jahren, als die Begleitung von Schwerkranken (bei uns) erst am Anfang war. Mit der Pension begann ich mit der Ausbildung – zuerst ›gab‹ mir der Kurs vieles, denn man/ich bekam das Gefühl, dass es mehr sein würde, als nur die Zeit mit jemandem zu

Leidfaden, Heft 4/2015, S. 35–39, © Vandenhoeck & Ruprecht GmbH & Co. KG, Göttingen, 2015, ISSN 2192–1202

verbringen. *Und dann die Praxis auf einer Palliativstation: Ich empfand es als tröstlich, wie wertschätzend die Menschen gepflegt, begleitet wurden. Nun habe ich schon einige Menschen begleiten dürfen. Um diese Zeit ist mir nicht leid, denn jemandem Freude zu machen, ist für mich selbst eine gute Sache.«*

So beschreiben ehrenamtliche Hospizmitarbeiter/-innen, was Ehrenamt in Hospiz und Palliative Care für sie bedeutet. Sie sind Menschen, die aus verschiedenen Kulturen kommen, jede/jeder mit einem eigenen Erfahrungsschatz, eigener Motivation und eigenen Wertvorstellungen, Frauen und Männer mit unterschiedlichem Alter. Sie arbeiten ehrenamtlich in verschiedenen Hospiz- und Palliativeinrichtungen, jede/jeder auf eigenem Platz, in einer eigenen Rolle.

Diese Geschichten wurden am 2. Symposium »Buntes Leben von ehrenamtlichen Hospizmit-

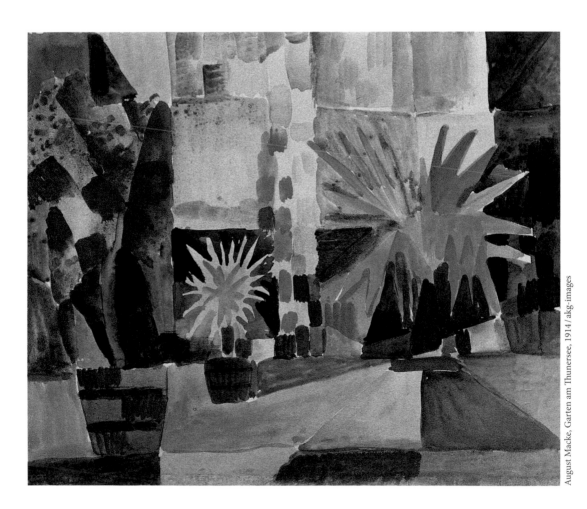

August Macke, Garten am Thunersee, 1914 / akg-images

»WÜRDE ist immer da, auch wenn der ›Nebel‹ (Demenz) über der Sonne liegt. Das Leben stellt jeden Tag Fragen – wir antworten darauf – auch im Hospizbereich.«

arbeiterInnen in Europa/Colourful Life of Hospice Volunteers in Europe«[1] gesammelt, das am 9. April 2015 im Rahmen des österreichischen Palliativkongresses in Wien stattfand. Über 160 Ehrenamtliche, Ehrenamtlichen-Koordinatoren und hauptamtliche Hospiz- und Palliative-Care-Mitarbeiter/-innen sowie Forscher/-innen aus zwölf europäischen Ländern versammelten sich, um Erfahrungen auszutauschen und die Arbeit der »EAPC Task Force on Volunteering in Hospice and Palliative Care in Europe« weiter voranzutreiben. Wie kam es dazu?

EAPC Task Force on Volunteering in Hospice and Palliative Care in Europe

Seit 2009 setzt sich der Dachverband Hospiz Österreich bei der European Association of Palliative Care (EAPC) für die Wertschätzung und Wahrnehmung von Ehrenamt im Hospiz- und Palliativbereich ein.

Ein erster Schritt in diese Richtung war das vom Dachverband Hospiz Österreich organisierte Symposium zum Ehrenamt beim EAPC-Kongress 2009 in Wien. 2011 organisierte der Dachverband Hospiz Österreich zusammen mit deutschen und portugiesischen Kollegen ein weiteres Ehrenamtssymposium beim EAPC-Kongress in Lissabon. Als nächsten Schritt beauftragte die EAPC Hospiz Österreich offiziell, ein Symposium zum Ehrenamt in Europa zu planen und als einen Workshop am EAPC-Kongress in Prag 2013 abzuhalten. Dieses Symposium fand am 30. Mai 2013 unter dem Titel »Buntes Leben von ehrenamtlichen HospizmitarbeiterInnen in Europa – Colourful Life of Hospice Volunteers in Europe« statt.

Die Ergebnisse von sechs Arbeitsgruppen zu verschiedenen Themenschwerpunkten (Motivation; Rollen und Aufgaben von Ehrenamtlichen; Koordination und Management; Befähigung von Ehrenamtlichen und Koordinatoren; Herausforderungen für Ehrenamtliche, Koordinatoren und Organisationen; Zukunft des Ehrenamtes in Eu-

ropa) bildeten die Grundlage für Aufgaben und Themenstellungen der Europäischen Task Force. Die Task Force wurde vom Vorstand der EAPC im Dezember 2013 offiziell approbiert und Leena Pelttari und Ros Scott wurden als Ko-Leiterinnen bestätigt.

Derzeit gibt es 65 Mitglieder aus 17 Ländern. Die Steuergruppenmitglieder sind Leena Pelttari (Österreich), Ros Scott (Großbritannien), Piotr Krakowiak (Polen), Sheila Payne (Großbritannien), Lukas Radbruch (Deutschland), Rosalma Badino (Italien) und Jos Somsen (Niederlande).

Die EAPC Task Force on Volunteering in Hospice and Palliative Care in Europe untersucht die bunte Vielfalt des Ehrenamtes in Hospiz und Palliative Care mit dem Ziel, das Ehrenamt in den europäischen Ländern zu stärken. Derzeit wird mit viel Elan auf verschiedenen Ebenen gearbeitet, um dieses Ziel zu erreichen. Parallel zur Organisation von europaweiten Symposien wird das Ehrenamt im Hospiz- und Palliativbereich quantitativ in einer von Lukas Radbruch initiierten und begleiteten europaweiten Studie auf drei Ebenen untersucht: Wie ist die Gesamtsituation im jeweiligen Land? Wie werden Ehrenamtliche koordiniert und gemanagt? Wie denken die Ehrenamtlichen selber? – Erste Ergebnisse über Motivation, Rolle, Aufgabe, Ausbildung und Herausforderungen für die Zukunft wurden bereits beim 2. Symposium »Colourful Life of Hospice Volunteers in Europe« in Wien präsentiert.

Ein wissenschaftliches Positionspapier zu »Rolle, Position, Identität und Wert des Ehrenamtes in Hospiz und Palliative Care in Europa« ist gerade im Entstehen. Ein weiterer Arbeitsschwerpunkt ist die Entwicklung einer europäischen Charta mit zehn Kernpunkten zu Stärkung und Wertschätzung des Ehrenamtes in Hospiz und Palliative Care. Der erste Entwurf wurde im EAPC Weltkongress in Kopenhagen im Mai 2015 präsentiert und diskutiert. Der Auftakt für das fünfte Projekt, das »Story Project«, war das 2. Symposium »Colourful Life of Hospice Volunteers in Europe« im April in Wien.

Story Project – Ehrenamtliche Hospizmitarbeiter/-innen erzählen ihre Geschichte

Viele Menschen sprechen über das Ehrenamt und über die ehrenamtlichen Mitarbeiter/-innen – nur Ehrenamtliche selbst sprechen selten über sich in der Öffentlichkeit. Die EAPC Taskforce on Volunteering will die Stimmen von Ehrenamtlichen und deren Koordinatoren hören und hörbar machen. Es besteht der Plan, Geschichten aus vielen europäischen Ländern zu hören, zu sammeln und zu publizieren, jeweils in eigener Muttersprache und dann auf Englisch übersetzt, um die große bunte Vielfalt des Ehrenamtes in Hospiz und Palliative Care in Europa sichtbar zu machen und ihr im wahrsten Sinn des Wortes Gesicht und Stimme zu geben.

Ehrenamtliche Mitarbeit in Hospiz und Palliative Care ist in den Ländern Europas sehr unterschiedlich in seiner praktischen Ausformung und Organisation. In Großbritannien, dem Mutterland von Hospiz mit einer langen Tradition im Ehrenamt, sind ehrenamtliche Mitarbeiter/-innen bis jetzt sehr oft in unterstützenden Rollen wie Fundraising, Gartenarbeit, Organisation und Administration und somit nicht in der direkten Begleitung der Patienten und Angehörigen tätig. In vielen mitteleuropäischen Ländern hingegen begleitet der überwiegende Teil der ehrenamtlichen Hospizmitarbeiter Patienten und ihre An- und Zugehörigen in der Zeit der Krankheit, des Sterbens und dann – als Trauerbegleitung – die An- und Zugehörigen auch nach dem Sterben.

In Polen wurde lange Zeit, auch über die Pionierzeit hinaus, die gesamte Hospiz- und Palliativbetreuung ehrenamtlich, auch von Fachkräften, erbracht. Die Hospizbewegung in Polen hat auch Strafgefangene unter bestimmten Bedingungen zu ehrenamtlichen Begleitern ausgebildet und macht gute Erfahrungen damit. In osteuropäischen Ländern wie Rumänien und Ungarn sind viele ehrenamtliche Hospizmitarbeiter junge Menschen. In vielen westeuropäischen Ländern sind die sogenannten »neuen Ehrenamtlichen« mit neuen Anforderungen an die Ehrenamtlichen-Organisationen eine große Bereicherung und gleichzeitig eine Herausforderung. Neben der geringeren und kürzeren Verfügbarkeit gibt es ein höheres Interesse an der Mitarbeit bei begrenzten Projekten und eine hö-

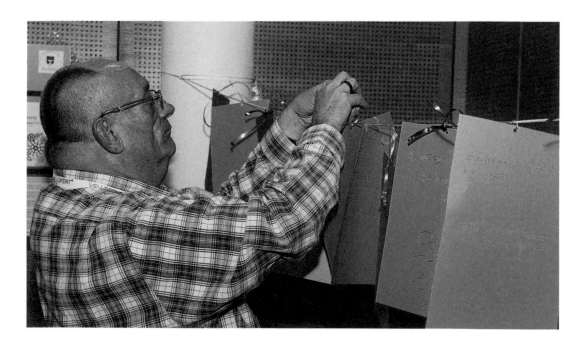

here Reflexionsbereitschaft. Als große neu zu betreuende Personengruppe kommen die Bewohner von Pflegeheimen, viele davon an Demenz erkrankt, dazu. Ehrenamtliche Hospizmitarbeiter/-innen begleiten auch immer mehr trauende Menschen sowie Kinder und Jugendliche.

All diese Unterschiede bringen unterschiedliche Erfahrungen hervor und haben zugleich einen sehr ähnlichen Kern. Die gesammelten Geschichten werden ein wunderschönes Bild über die Gemeinsamkeiten und Unterschiede in der bunten Welt des Ehrenamtes in Europa geben.

Das bereits erwähnte 2. Symposium »Buntes Leben von ehrenamtlichen HospizmitarbeiterInnen in Europa – Colourful Life of Hospice Volunteers in Europe« im Mai 2015 in Wien war für das »Story Project« der Startschuss. Im Herbst 2015 wird dieses Projekt in mehreren Ländern Europas weitergehen und sowohl Ehrenamtliche als auch Koordinatoren werden gebeten, ihre Geschichten mit der Fragestellung »Was bedeutet das Ehrenamt in Hospiz und Palliative Care für mich?« zu erzählen.

Es besteht Einigkeit darüber, dass der Beitrag ehrenamtlicher Hospizmitarbeiter/-innen, ihr Geschenk des DA SEINS und der Zeit, durch nichts zu ersetzen ist. Daher gilt der Dank besonders den vielen ehrenamtlichen Mitarbeiterinnen und Mitarbeitern, die tagtäglich die Hospiz- und Palliatividee mit Leben und Herzlichkeit erfüllen und einen wichtigen Beitrag leisten für eine sorgende Gesellschaft.

Mag. Leena Pelttari, Msc. (Palliative Care), Geschäftsführerin des Dachverbandes Hospiz Österreich; Leitungsteam des Universitätslehrgangs Palliative Care; Ko-Leiterin der EAPC Task Force on Volunteering in Hospice and Palliative Care in Europe.

E-Mail: MScdachverband@hospiz.at

Literatur

EAPC-Website über die Task Force: http://www.eapcnet.eu/Themes/Organisation/Volunteering.aspx

EAPC-Blog: https://eapcnet.wordpress.com/2015/03/23/colourful-life-of-hospice-volunteers-in-europe-2/Literatur

Pelttari, L., Scott, R., Pissarek A. H. (2014). A new EAPC Task Force will investigate hospice volunteering in Europe. In: European Journal of Palliative Care, 21 (3), S. 148 f.

Anmerkung

1 Ein ausführlicher Bericht über das Symposium und seine Inhalte findet sich unter http://www.hospiz.at/dach/Nachlese_Colourful_Life_2015.htm

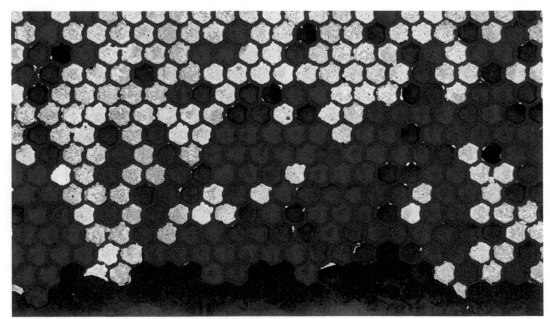

.marqs / photocase.de

Ehrenamtliche – Wort, Ort, Bedeutung

Monika Müller

Ehrenamtliche sind fester Bestandteil im palliativen Versorgungskonzept. Im zentralen Wertekanon der Hospizidee und Palliativmedizin wird der ehrenamtlichen Hilfe und Unterstützung als konstituierendem Merkmal eine herausragende Rolle zugeschrieben und besondere Bedeutung beigemessen. Hospizdienste und Palliativeinrichtungen sind auf sie angewiesen, um ihre sozialen und gesellschaftspolitischen Zielsetzungen zu erreichen.

Die Praxis zeigt ein anderes Bild:

- Ablehnung von Ehrenamtlichen durch Institutionen und ambulante Dienste (es wird davon gesprochen, doch wird der Einsatz von Ehrenamtliche selten als Lösungsansatz für die zahlreichen Herausforderungen realisiert).
- Sterbende wollen nicht »noch jemanden«.
- Ehrenamtliche weigern sich bezüglich Strukturierung (Dokumentation) und Qualifizierung (Herz und Intuition gegen Struktur und Qualitätsansinnen).
- Ehrenamtliche wollen Absicherung (anstelle der früheren Ehre?).
- Ehrenamtliche beenden die Arbeit aus Enttäuschung.
- Ehrenamtliche werden als Ersatzprofis missbraucht.

Was sind die Gründe hierfür? Welche Aufgaben, Rollen, Pflichten und Rechte hat ein Ehrenamtlicher? Ist das auf Ehrenamt setzende Helferkonzept gar ein auslaufendes Modell? Hier drängt sich die Frage auf: Wer ist denn dieser rätselhafte »der/die«, den alle, die im palliativen Feld arbeiten, zu kennen scheinen?

Es scheint darum zu gehen, dass der Ehrenamtliche nicht in erster Linie neigungsorientiert seine Arbeit anbietet und durchführt, sondern im Wesentlichen eignungsorientiert. Doch wer eignet sich zu ehrenamtlicher Tätigkeit und wer entscheidet über diese Eignung?

Leidfaden, Heft 4 / 2015, S. 40–45, © Vandenhoeck & Ruprecht GmbH & Co. KG, Göttingen, 2015, ISSN 2192–1202

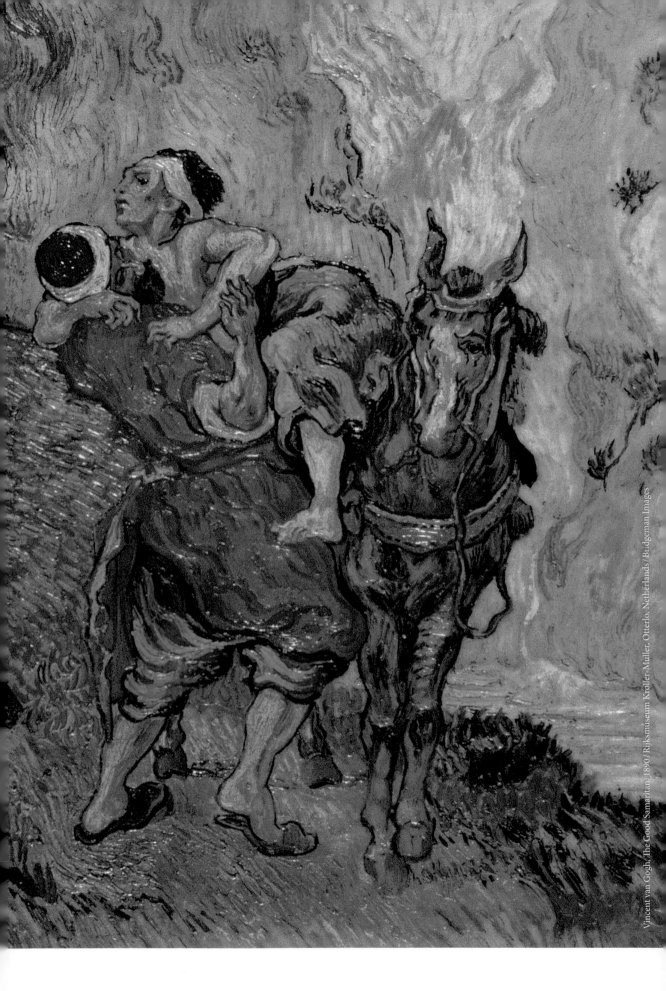

Vincent van Gogh, The Good Samaritan, 1890 / Rijksmuseum Kröller-Müller, Otterlo, Netherlands / Bridgeman Images

Ehrenamt – unbezahlt und unbezahlbar

- Da ist zum Beispiel die 48-jährige Frau, deren Kinder aus dem Haus sind und die nach langer Familienzeit eine sinnvolle Tätigkeit sucht. Sie war Hausfrau und möchte nun »etwas Soziales« tun, wieder und doch anders für andere da sein. Auch hat sie ein deutliches Bedürfnis nach Kontakt und Austausch.

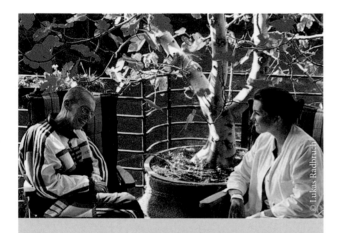

In einem Befähigungs-konzept, das die Wünsche des Sterbenden in den Mittelpunkt stellt, muss es in erster Linie um das Erlangen beziehungsweise Wiedererlangen einer Haltung anstatt um das vordergründige Vermitteln von Techniken gehen.

- Da ist die 62-jährige Witwe. Sie hat vor zwei Jahren ihren Ehemann nach langem Krebsleiden verloren. Im Erleben seines Krankheitsverlaufes hat sie zahlreiche schlimme Erfahrungen machen müssen: Mediziner, die lieblos und immer in großer Eile waren, überfordertes Pflegepersonal, Therapien ohne Ende, ein abgeschiedenes, ausgrenzendes Sterben in einem Mehrzweckraum und hilflose Trostansätze anderer in ihrer Trauer. Damals hatte sie sich vorgenommen, dass sie sich später einmal für eine andere Sterbekultur einsetzen wolle.
- Da ist der Mittfünfziger, anerkannt in seiner Gemeinde, von bester Reputation und ein wahres Organisationstalent mit vielen Beziehungen. Er kann und will sich seinen Verpflichtungen für die Solidargemeinschaft nicht entziehen, er hat es auch gern, gefragt zu werden und ein wenig Macht auszuüben. Eine Vorstandsnatur.
- Da ist die junge Mutter, die ihre Berufstätigkeit vorübergehend für ihre zwei kleinen Kinder zurückgestellt hat. Die familienbedingte Pause war so lang, dass sie den Anschluss an ihr berufliches Leben verlor. Von der freiwilligen Arbeit erhofft sie sich eine gute Zusatzqualifikation, eine positive Bescheinigung und somit Chancen für eine geplante Rückkehr in den Beruf als Sozialarbeiterin. Auch die persönliche Weiterentwicklung ist ihr ein Anliegen.
- Und da ist noch der Arzt in erster Anstellung nach dem Examen, der enttäuscht von der Realität in der Klinik zum Ausgleich einen Platz sucht, in dem er die Ideale, weswegen er den Beruf ergriffen hat, in seiner Freizeit ein wenig umsetzen kann.

Was steht hinter den Begrifflichkeiten?

Fünf Ehrenamtliche, willkürlich ausgesucht und doch typisch in ihrer Exemplifikation. Was ist nun das Verbindende an den Persönlichkeiten, den Motivationen, den Ausgangspunkten für freiwillige Tätigkeit? Vielleicht helfen uns bei dieser Frage die Begrifflichkeiten weiter.

- *Laie.* Ist vielleicht der Laienstatus ein verbindendes Element? Nein, denn der Arzt im letzten Beispiel ist kein Laie, auch haben die anderen zumindest eine große Lebenserfahrung und Herzensbildung, somit eine entscheidende Grundkompetenz, die keine Assoziation mit dem Adjektiv »laienhaft« verträgt.
- *Ehrenamt.* Im deutschen Sprachraum gibt es das schöne, inhaltsreiche und Versprechungen verheißende Wort »Ehrenamt«. Es ist nur auf dem historischen Hintergrund verständlich, denn wo ist die Ehre, wo das Amt? Außer bei dem Beispiel der Vorstandsnatur, die einen Vorsitz innehat und möglicherweise etwas weitere Anerkennung sammelt, beschränkt sich die Ehrerbietung bei den anderen oben aufgeführten Personen auf den mitunter im Freundes- und Kollegenkreis geäußerten Ausruf: »So was machst du in deiner Freizeit? Ich könnte das nicht.« Und von »Amt« im Sinne einer festen und klar umrissenen Tätigkeit, die man innehat, kann man bei niemandem sprechen. Der Einsatz und die Tätigkeit hängen von vielen Variablen ab, deren erste das Vorhandensein von Hilfewollenden ist und eine andere die Tatsache, dass eine Koordinatorin oder Einsatzleiterin diese Tätigkeit an den Betreffenden vergibt.
- *Freiwillig.* Nun bietet sich als Nächstes der Begriff »freiwillige Tätigkeit« an. Aber freiwillig habe auch ich Hauptamtliche seinerzeit meine Ausbildung und meinen Beruf gewählt, freiwillig – zugegeben: mehr oder weniger – gehe ich dort auch jeden Morgen hin.
- *Unbezahlt.* Bleibt zuletzt als verbindendes Moment die Unbezahltheit der Tätigkeit. Sollte dies wirklich der einzige Nenner sein,

sollte man in Zukunft von »den Unbezahlten« sprechen? Es wird deutlich, dass diese Zuweisung etwas Diskriminierendes hat und dem großen Engagement und dem immensen Beitrag, den diese Männer und Frauen in diesem Arbeitsfeld leisten, nicht gerecht wird.

Andere Begrifflichkeiten, die ich in der Literatur fand, mögen der Vollständigkeit halber noch genannt werden:

- Charity – eine individuelle Verpflichtung zu sozialem Tun
- Solidarhandeln
- informelle Hilfe
- selbstbestimmte Mitarbeit
- nichterwerbliche Tätigkeit
- Handeln in zivilgesellschaftlicher Verantwortung

Diese und andere sprachliche Konstrukte stimmen entweder nicht (selbstbestimmt?) oder scheinen Kunstausdrücke mit vagem Inhalt zu sein (solidarisches Handeln) oder sind nicht aussagekräftig (nichterwerblich, informelle Hilfen).

Wenn es *den* Ehrenamtlichen nicht gibt, dann gibt es auch nicht *die* Rollenzuschreibung, die ein ehrenamtlich Tätiger auszufüllen und zu leisten hat. Die Tätigkeit scheint im gleichen Maße so, also höchst individuell, wie die Tätigen selbst zu sein. Heißt »individuell« aber gleichzeitig auch »willkürlich«? Heißt es, dass ehrenamtlich Tätige je nach Lust, Neigung, Laune und Motivation handeln dürfen oder sollen? Heißt es, dass ein Hauptamtlicher diese Tätigkeit nach Belieben einsetzt in eine Lücke, in der gerade niemand zur Verfügung ist?

Maßstab des Einsatzes ehrenamtlich Tätiger, seine Intensität und sein zeitlicher Rahmen, kann nur sein, was sterbende Menschen und die zu ihnen Gehörenden in dieser schwersten Lebenszeit neben der Schmerztherapie, der Symptomkontrolle, neben palliativer Pflege und sozialberatenden Maßnahmen noch zusätzlich von außen brauchen. Wenn man nun allein vom Sterbenden aus sieht, scheint es dem Ehrenamtlichen zuzumuten zu sein, wie ein Chamäleon auf die wechselnden Bedürfnisse einzugehen und zurückzutreten hinter eigenen Absichten, Zielen, Ideen und Bedürfnissen.

Es scheint darum zu gehen, dass der Ehrenamtliche nicht in erster Linie *neigungsorientiert* seine Arbeit anbietet und durchführt, sondern im Wesentlichen *eignungsorientiert*. Und hier taucht eine weitere wichtige Frage auf: Wer eignet sich zu ehrenamtlicher Tätigkeit und wer entscheidet über diese Eignung? Und wer setzt wen entsprechend dieser Eignung bei welchem Patienten und an welchem Ort ein? Was ist in der Vorbereitung auf ein Ehrenamt zu lehren und beispielhaft an Haltung zu vermitteln?

Voraussetzungen für das Ehrenamt

Kommunikation mit sich selbst

Ein gespaltenes Verhältnis zur Leidlichkeit des Daseins gehört zur professionellen Rolle jeden Begleiters. Auf der einen Seite muss er die Ursachen von Leid und Schmerz aufspüren und beheben. Er wird mit den Problemen von Leid und physischem Schmerz konfrontiert und mit der Frage, was zu machen ist. Auf der anderen Seite muss er in der Wahrheit zum eigenen Leid und Tod stehen, das heißt sich als wesensmäßig Leidender und Sterbender erkennen und daraus die Folgerung ziehen, sein Leben darauf hin auszurichten und zu gestalten.

Im wirklichen Sicheinlassen auf den Patienten und sein Sterben wird die Rückfrage an die eigene Beziehung zum sicheren Tod gestellt. Das bedeutet, die eigene Lebensgeschichte reflexiv und emotional zu verstehen und anzunehmen. Problematisch bei den eigenen Sterbekonzepten ist aber die Gefahr der Übertragung und damit die Verhinderung des individuellen Sterbens eines Menschen.

Als ich während meiner Studienzeit in der Bonner Universitätsklinik durch Semesterferienjobs etwas Geld verdiente, geriet ich unvorhergesehen an die Begleitung eines alten Patienten, der noch vom Sterbebett aus als Despot seine Familie regierte und alle Familienmitglieder von Besuchen bei ihm vergrault hatte. Ich sah die Gefahr eines einsamen Sterbens, wie es mir für mich selbst unvorstellbar erschien, und unternahm Versuche zur Versöhnung. Der alte Herr erkannte meine Anstrengungen und war Gott sei Dank noch nicht schwach genug, sich zu wehren und mich darauf anzusprechen. »Kommen Sie nur nicht auf die Idee, meine Familie hier anzukarren, wenn ich ans Sterben gehe«, sagte er, »ich will diesen Augenblick ganz allein und für mich zelebrieren.«

Motivation, Helferpersönlichkeit und Zielbestimmung

Die Beweggründe für soziales Tun müssen von ehrenamtlich Tätigen in den – verräterisch so genannten – »helfenden Berufen« hinterfragt werden. Dabei geht es nicht um Entlarvung oder Auf-die-Schliche-Kommen, sondern um Handeln in Bewusstheit und damit auch Verantwortung. Gerade in diesem Bereich des Handelns ist es wesentlich, sich Rechenschaft über das eigene Tun und die es leitenden Vorstellungen zu geben. Dazu gehören Fragen wie: Was tue ich eigentlich? Wem zu Gewinn tue ich es? Wozu tue ich es? Welche Vorstellungen bringe ich mit und übermittle ich?

Haltung statt Technik

In einem Befähigungskonzept, das die Wünsche des Sterbenden in den Mittelpunkt stellt, muss es in erster Linie um das Erlangen beziehungsweise Wiedererlangen einer Haltung anstatt um das vordergründige Vermitteln von Techniken gehen. Der Sterbende braucht keine Methode, er braucht einen Menschen, der in der wachsenden Isolierung seines Krankseins mit ihm solidarisch wird.

Wahrnehmung vor Gesprächsführung

Jede psychosoziale Intervention hat Ziele, jedes Helfen und Begleiten hat Ziele, denn zielgerichtet soll geholfen, betreut und begleitet werden. Vor jedem Zielkonzept in der Betreuung steht das genaue Hinschauen und Hinhören.

In einer Supervisionsgruppe berichtet eine Ehrenamtliche von einem Aphasiker, dem sie bei jedem Besuch abschließend ein Gebet vorgesprochen habe. Nach seinem Tod habe sie bei dem Vorbereitungsgespräch für die Sterbefeier von dessen Tochter erfahren, dass der Patient schon vor vielen Jahren aus der Kirche ausgetreten sei, und nun sei sie bezüglich ihres Vorgehens sehr verunsichert. Auf die Frage, was sie denn zu dem Glauben veranlasst habe, dass der Patient beten wolle, sagte die Frau, sie habe dies *vermutet*. In einem nachgehenden Rollenspiel, in dessen Verlauf sie die Rolle des Schwerstkranken einnahm, und der Reflexion aller beobachteten Gesten wurde deutlich, dass der Kranke reichlich Zeichen der Abwehr und der inneren Emigration gezeigt hatte, die aber die Betreuerin in der vermeintlichen Sicherheit ihrer *Mutmaßung* übersehen hatte.

Status der Neutralität

Mit Neutralität ist kein unbeteiligtes Außenvorbleiben beim Sterbeprozess und im Beziehungsgeflecht des Sterbenden gemeint. Neutralität meint nicht die Nichtbeteiligung an einem Vorgang, sondern Parteilosigkeit, Objektivität, Sachlichkeit, Unvoreingenommenheit. Sie bezeichnet das In-der-Mitte-Bleiben und Nichtverschmelzen. Dieser Status ist der Standort der hilfreichen Unterstützung innerhalb einer Sterbebegleitung und gilt in der Befähigung verstanden zu werden.

Integration der Ehrenamtlichen

Aber nicht nur die Ehrenamtlichen brauchen eine Befähigung, auch der Dienst muss lernen, was er bereitstellt, um solche (ehrenamtliche) profunde Mitarbeit zu fördern. Die Forderung einzig an die Ehrenamtlichen zu stellen, wäre eine Über-Forderung.

Der Träger, nicht der Ehrenamtliche, muss dafür Sorge tragen, dass die beiden Hilfs- und Unterstützungsstränge haupt- und ehrenamtlicher Tätigkeit miteinander verschränkt werden. Nach wie vor ist das Behandlungs- und Betreuungsgeschehen primär von professionellen, bezahlten Helfern und deren Sichtweisen geprägt. Bei der Integration ehrenamtlicher Helfer/-innen in das Versorgungssystem braucht es auch auf Seiten der Professionellen zahlreiche Anpassungsreaktionen und eine Veränderung bislang vorherrschender Versorgungsroutinen und Kooperationsstrukturen. Wir brauchen bedarfs- und situationsgerechte und -orientierte Muster der Arbeitsteilung. Ehrenamtliche stellen nämlich nicht die weniger qualifizierte Variante professioneller Dienstleistungen dar, sondern bieten vielmehr eine eigenständige und selbstbewusste Form sozialer und gesundheitlicher Alltagshilfe, die einer eigenen Logik folgt und deshalb besondere Bedingungen braucht. Wir müssen *gemeinsam* Formen finden, die eine funktionale Einbindung assistierender Hilfe erlauben.

Monika Müller, M. A., Pädagogin, Therapeutin und Supervisorin, war Leiterin von ALPHA Rheinland, der Ansprechstelle in NRW zur Palliativversorgung, Hospizarbeit und Angehörigenbegleitung mit Sitz in Bonn.

E-Mail: vr-leidfaden@monika-mueller.com

Muslimische Sterbebegleitung

Erfahrungen aus der Begleitung von Sterbenden mit türkischem Migrationshintergrund

Halil Aydemir und Nancy Hölterhof

Was macht eine Sterbebegleitung zu einer »muslimischen Begleitung«? Ist es die Glaubenszugehörigkeit des Sterbenden? Oder die des Begleitenden? Inwieweit wird der muslimische Glaube in der Begleitung Gesprächsthema? Ist eine muslimische Begleitung notwendigerweise auch eine spirituelle Begleitung? Oder meint man mit einer muslimischen Begleitung nicht meistens die Begleitung eines Menschen mit türkischem Migrationshintergrund?

Seit 2005 begleitet der Hospizverein Köln-Mülheim Menschen in ihrer letzten Lebensphase und folgt dabei dem Ideal, Sterbebegleitung unabhängig von Religion, Weltanschauung und Nationalität anzubieten. Als ambulanter Hospizdienst in einem Stadtteil mit einem Migrationsanteil in der Bevölkerung von knapp 39 Prozent[1] und einer über die Stadtgrenzen hinaus bekannten Szene für türkische Kultur und türkisches Leben ist es uns in besonderer Weise ein Anliegen, auch hier die hospizlichen und palliativen Angebote bekannt zu machen.

Der oben aufgeworfenen Frage, was eine Sterbebegleitung muslimischer Menschen ausmacht, möchten wir uns hier mit unseren Erfahrungen nähern. Unsere Praxis bezieht sich dabei auf einen bestimmten Teil muslimisch Gläubiger in einem Stadtteil mit hohem Anteil türkisch-muslimischer Bewohner/-innen. Dabei handelt es sich um Menschen, die teilweise schon mehr als fünfzig Jahre hier leben oder sogar hier geboren sind. Da fällt die Zuordnung in deutsch oder türkisch oftmals schwer: Ihre Identität ist vielmehr »deutsch-türkisch« oder »türkisch-deutsch«.

Menschen mit Migrationshintergrund haben immer noch einen schlechteren Zugang zur medizinischen Versorgung in Deutschland. Und was für viele medizinische Bereiche zutrifft, potenziert sich in der Palliativmedizin offensichtlich. Hier kommt zu der bekannten Problematik noch das Tabu hinzu, über Sterben und Tod zu sprechen. Diese Tabuisierung des Themas ist auch in Deutschland bekannt, greift in der türkischen Kultur aber noch mal stärker: Man spricht nicht offen über die Schwere einer Erkrankung oder das nahende Lebensende. Oftmals erfährt der Betroffene seine Diagnose gar nicht, die Familie behält diese zum vermeintlichen Schutz der erkrankten Person für sich.

Diese Tabuisierung des Themas ist auch in Deutschland bekannt, greift in der türkischen Kultur aber noch mal stärker: Man spricht nicht offen über die Schwere einer Erkrankung oder das nahende Lebensende.

Auch Ängsten aus der falschen Vorstellung heraus, Sterbebegleitung sei eine Art der aktiven Sterbehilfe, gilt es im direkten Kontakt zu begegnen. Der Islam verbietet die aktive Sterbehilfe.

Die Erwartung, um alte und/oder kranke Eltern haben sich die eigenen Kinder zu kümmern, ist in türkischen Familien stärker verbreitet und übt einen entsprechend starken sozialen Druck auf die jüngere Generation aus. Dabei ist es für die Frauen aus der zweiten oder dritten Generation der Einwanderfamilien größtenteils üblich,

Leidfaden, Heft 4/2015, S. 46–51, © Vandenhoeck & Ruprecht GmbH & Co. KG, Göttingen, 2015, ISSN 2192–1202

berufstätig zu sein. Die traditionellen familiären Strukturen verändern sich auch hier zunehmend. Durch die Konfrontation mit den Anforderungen, die Pflege und Betreuung für die Eltern oder andere Familienangehörige zu übernehmen, entsteht ein innerer Konflikt, der manchmal auch zum Familienkonflikt wird. Ein solches Aufeinandertreffen von Lebensvorstellungen erleben wir als Hospizdienst oftmals in den ersten Gesprächen mit einer Familie. Auf der einen Seite sind die erwachsenen Kinder, die gern die Unterstützung einer hospizlichen Begleitung für ihre Familie in Anspruch nehmen möchten. Und auf der anderen Seite ist der Kranke, der mit dem nahenden Lebensende konfrontiert nur noch die engsten Familienmitgliedern in seiner Nähe haben möchte.

Dieser Konflikt ist ohnehin schwer, ohne türkischstämmige Mitarbeiter aber ist es kaum möglich, ein solches Familiensystem zu unterstützen. Die Faktoren Sprache, Kultur und Religion wirken hier alle zusammen, anteilig natürlich unterschiedlich. Das Gefühl der Verbundenheit ist gerade in dem ja schon durch eine schwere Erkrankung verunsicherten Lebensgefühl nicht hoch genug zu schätzen. Und die gemeinsame Sprache verbindet Menschen tief, insbesondere wenn Alter, Schwäche oder gar eine Demenz auch auf sprachlicher Ebene negativen Einfluss nehmen.

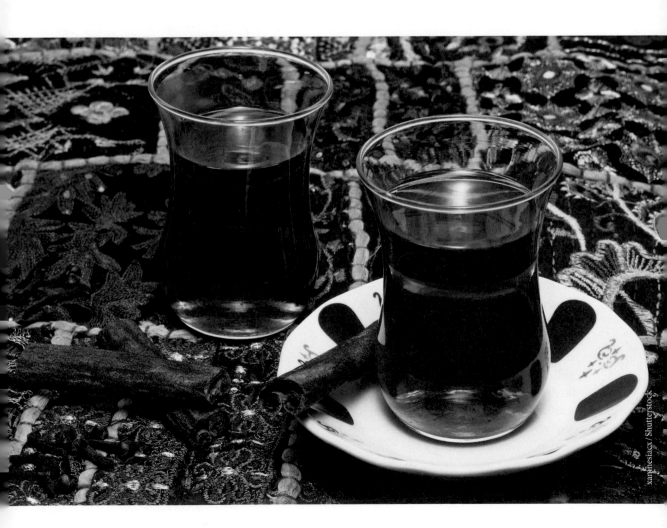

xamnesiacx / Shutterstock

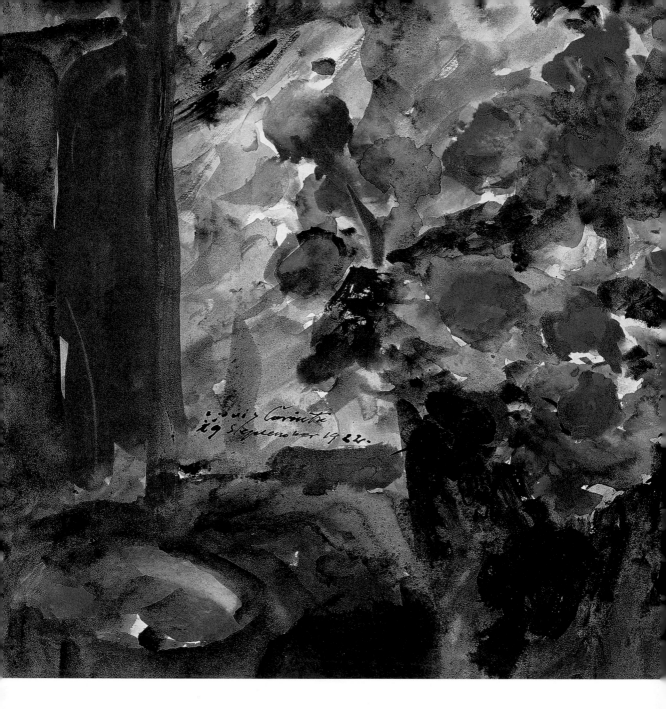

Die An- und Zugehörigen auch über den Tod hinaus zu begleiten ist in vielen Fällen der Hospizarbeit üblich, dabei kann es sich um Trauergespräche handeln wie auch um eine Hilfe bei der Vorbereitung der Beisetzung. Bei den muslimischen Begleitungen ist diese Hilfe natürlich durch die speziellen muslimischen Bestattungsrituale geprägt. Da eine muslimische Bestattung möglichst schnell erfolgen soll und oftmals zudem noch eine Überführung des Leichnams in das Heimatland ansteht, stehen die Familien nach dem Tod unter Zeitdruck. Alle nötigen Formalitäten müssen binnen kürzester Zeit erledigt werden.

Ein besonders drastisches Beispiel dafür war der Tod eines jungen Familienvaters an Karfreitag. Auch sein Körper sollte in der Türkei beigesetzt werden. Die zur Überführung benötigten offiziellen Papiere waren aufgrund der Öffnungszeiten der deutschen Standesämter allerdings erst Dienstag nach Ostern zu erhalten. Demnach mussten die Angehörigen vier Tage warten, was für die Familie hier und in der Türkei wirklich schwer auszuhalten war.

Um diesen Besonderheiten einer Begleitung in deutsch-türkischen Familien gerecht zu werden,

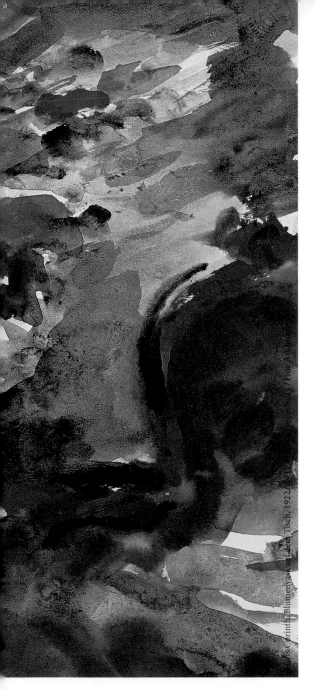

Copyright: Blumen(vor)auf Leben, Tisch, 1922 / Frau A. m...

eine gute und menschliche Alternative zur direkten aktiven Sterbehilfe, die in vieler Hinsicht mit dem Sinn und Geist von Leben und Tod im Islam vereinbart werden kann. Sie ist eine vernünftige Alternative zur direkten aktiven Sterbehilfe.«

Als enorm wichtig zeigt es sich weiterhin, ehrenamtlich Mitarbeitende im Team zu haben, die Sprache, Kultur und Religion mit der zu begleitenden Familie teilen. Eine noch so professionelle und kultursensible Bildung und Haltung kommt nicht an die Wirkung einer erlebten Zusammengehörigkeit heran. Hier zeigt sich noch einmal, wie wertvoll die Hospizbewegung als eine Bewegung aus der Bürgerschaft ist. Besonders in diesem sensiblen Feld von Migration und Todesnähe erleben wir die Annahme des Hospizdienstes als starken Vertrauensbeweis für unsere Arbeit und unsere ehrenamtlichen Begleiter/-innen.

Unsere Erfahrungen zu spirituellen Fragen in den türkisch-muslimischen Sterbebegleitungen sind dabei ähnlich wie bei deutsch-christlichen Begleitungen: Spirituelle Fragen sind bei weitem nicht immer Teil der Gespräche einer Begleitung, immer sollte aber die Möglichkeit bestehen, diese Dimension menschlichen Lebens einzubeziehen. Gläubige Menschen erleben ihren Glauben oftmals als Kraftquelle, besonders das Teilen von entsprechenden vertrauten Ritualen gibt Halt. Neben dem verbindenden Gebet kann das Zitieren von Koranversen Ängste nehmen und einem gläubigen Menschen kann es eine Hilfe sein, an die Haltung des Korans zu Leid und Schicksal erinnert zu werden.

Im Folgenden möchten wir anhand eines praktischen Beispiels einen Einblick in eine deutsch-türkische muslimische Sterbebegleitung geben.

sind die Öffentlichkeitsarbeit und Einbeziehung von türkisch-muslimischen Multiplikatoren enorm wichtig. Diese können in ihren Gemeinden und Vereinen die Annahme der hospizlichen und palliativmedizinischen Angebote wesentlich beeinflussen.

Förderlich hierfür ist auch, dass der Zentralrat der Muslime (ZMD) in seinen Handreichungen zur Sterbebegleitung aus muslimischer Sicht eine positive Stellungnahme zur palliativen Versorgung vornimmt: *»Der Zentralrat der Muslime in Deutschland (ZMD) sieht in der Sterbebegleitung und der Schmerztherapie mit Palliative Care*

Den Kontakt zwischen uns als Hospizdienst und Frau A. (geboren 1947) stellten Mitarbeitende des Pflegeheims her, in dem Frau A. seit einigen Monaten lebte. Frau A., nach einem Schlaganfall schon seit vielen Jahren halbseitengelähmt, litt zudem an einer Krebserkrankung, die als nicht mehr heilbar eingestuft werden musste. Die Pflegenden nahmen in dieser Lebensphase Frau A.s zunehmenden Wunsch, in ihrer Muttersprache zu kommunizieren, als Anlass, einen Hospizdienst zu kontaktieren. Die gemeinsame Muttersprache ist häufig Anlass, eine Begleitung anzuregen. Im Erstbesuch zeigte sich zwar, dass Frau A. gut deutsch sprach und verstand. Es ermöglichte ihr aber trotzdem eine andere Beziehungsqualität, sich in den vertrauteren Worten auszudrücken.

Obwohl Frau A. über ihre Erkrankung aufgeklärt war und sich ihrer voraussichtlich nur noch kurzen Lebenserwartung bewusst war, sprach sie immer wieder davon, ihr Enkelkind aufwachsen zu sehen. Und auch der ehrenamtliche Begleiter sprach ihr Mut zu und motivierte sie, nicht aufzugeben. Selbst wenn man auf die schwerwiegende Diagnose zu sprechen kam, erzählte er noch von medizinischen Ausnahmen und möglichen Wundern.

Dieses Beispiel verdeutlicht den besonderen Umgang der türkischen Kultur mit einer schweren Erkrankung. Als Koordinatorin könnte man in solchen Sequenzen eines Gesprächs schon mal Zweifel an der hospizlichen Haltung bezüglich Wahrhaftigkeit und Aufrichtigkeit bekommen. Unabdinglich ist es hier, die kulturellen Besonderheiten einzubeziehen, wonach es mehr als unhöflich wäre, einer sterbenskranken Frau nach den medizinischen Fakten nicht auch ein Wunder im Gespräch anzubieten. Hierhin drückt sich eine demütige Haltung vor den göttlichen Möglichkeiten aus, denn bei aller medizinischer Erfahrung liegt das Ende des Lebens nicht im menschlichen Ermessen. Und trotz oder gerade wegen solcher

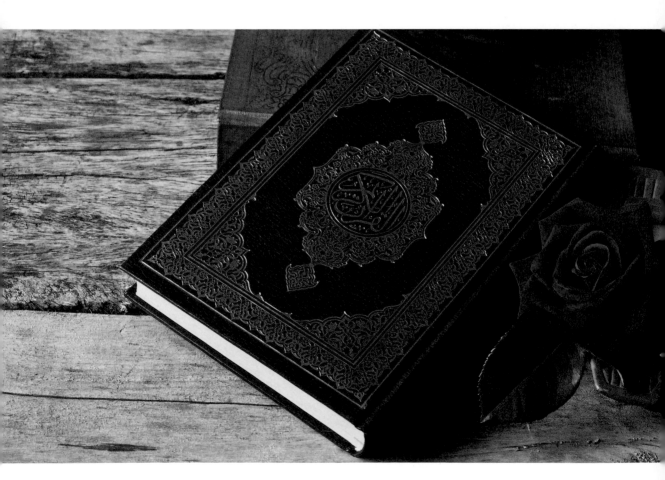

Dialoge gab es für Frau A. auch die Möglichkeit, mit dem hospizlichen Begleiter das nahende Lebensende in den Blick und ins Wort zu nehmen.

Mehrere Wochen konnte Frau A. hospizlich begleitet werden, bevor sie schließlich verstarb. Die Gespräche waren mal geprägt von Alltäglichem und mal auch spiritueller Natur. Frau A. bezeichnete sich selbst zwar als religiös, war aber nie besonders aktiv gläubig und gehörte auch keiner muslimischen Gemeinschaft an. Doch gerade in ihrem letzten Lebensabschnitt wurden ihr Glauben und die Möglichkeit, darüber zu sprechen, für sie wichtig. Dazu nutze sie den Kontakt zu einem muslimischen Altenpfleger im Pflegeheim und auch die Besuche durch den Hospizdienst.

Gläubige Menschen erleben ihren Glauben oftmals als Kraftquelle, besonders das Teilen von vertrauten Ritualen gibt Halt. Neben dem verbindenden Gebet kann das Zitieren von Koranverse Ängste nehmen.

Nicht nur Frau A. schätze die Besuche und Anteilnahme durch den ehrenamtlichen Mitarbeiter des Hospizdienstes. Auch ihre Tochter und ihr Schwiegersohn fühlten sich entlastet. Hatten sie doch mit ihrem schlechten Gewissen zu kämpfen, nicht genug für ihre Mutter tun zu können. Die Tochter hatte Frau A. nach dem Schlaganfall lange zu Hause gepflegt und sich erst im Zuge der Krebserkrankung für eine Unterbringung in einem Pflegeheim entschieden. Die Familie besuchte Frau A. mehrfach in der Woche, trotzdem war sie natürlich den Großteil des Tages allein. Auch der Tochter von Frau A. tat die wertschätzende Haltung eines »Landsmanns« gut – ein wohlwollender Blick auch auf ihre Situation als Angehörige mit ihren Möglichkeiten und ihren Grenzen.

Auch bei Frau A. endete der Einsatz des ehrenamtlichen Mitarbeiters nicht mit dem Tod. Frau A. hatte zu Lebzeiten eine Versicherung abgeschlossen, die die Überführung ihrer Leiche in die Türkei und die dortige muslimische Beisetzung beinhaltete. Um ihrem Wunsch gerecht zu werden, gab es nun viel zu organisieren. Durch die Begleitung konnten der trauernden Familie einige formelle Telefonanrufe und Behördengänge abgenommen werden. Mit ihrer Hilfe konnte noch für denselben Tag eine rituelle Waschung in einer Moschee organisiert werden und Frau A. am nächsten Tag in ihre Heimat überführt werden.

Zum Abschluss möchten wir noch auf eine Gemeinsamkeit der Sterbebegleitungen hinweisen: Letzte Wünsche sind bei aller Unterschiedlichkeit manchmal ähnlich und ganz und gar unabhängig von der Religionszugehörigkeit des Sterbenden. Als Frau A. an ihrem letzten Lebenstag noch einmal kurz erwachte, äußerte sie einen letzten, sehr konkreten Wunsch: »Ein Schwarzbrot mit Ei, bitte.«

Halil Aydemir wurde 1959 in der Türkei geboren und lebt seit 1973 in Köln. Er ist seit vielen Jahren als Multiplikator im Gemeinwesen aktiv, insbesondere interessiert ihn der Austausch der verschiedenen Kulturen und Religionen. Seit einer Veranstaltung zum Thema »Umgang mit dem Tod« des Inter-Religiösen Runden Tisches (www.irrt-koeln.de) engagiert er sich ehrenamtlich im ambulanten Hospizverein Köln-Mülheim und in der Notfallseelsorge für Muslime (www.chrislages.de).
E-Mail: info@hospizverein-koeln-muelheim.de

Nancy Hölterhof ist Diplom-Sozialpädagogin und ausgebildete Gestalttherapeutin (DVG). Sie leitet den ambulanten Hospizverein in Köln-Mülheim, der sich seit einigen Jahren intensiv um die Einbeziehung von Menschen mit Migrationshintergrund in die hospizlichen Strukturen bemüht.
E-Mail: info@hospizverein-koeln-muelheim.de

Anmerkung
1   Quelle: Kölner Stadtteilinformationen Zahlen 2013.

Ehrenamt und Hauptamt in Palliative Care
Zur Bedeutsamkeit der jeweiligen Rollenverständnisse

Susanne Fleckinger und
Ulrike Ritterbusch

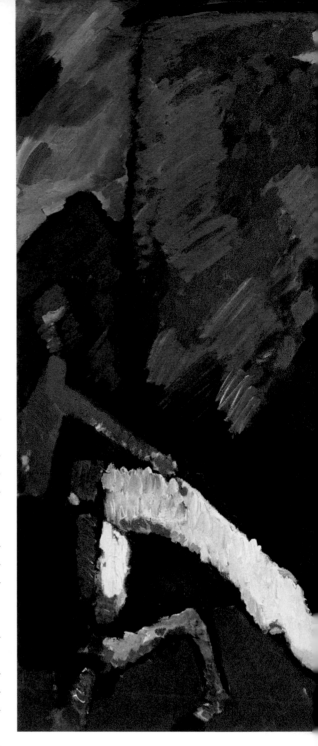

Im Handlungsfeld Palliative Care sind seit Ende der 1990er Jahre unterschiedliche Sektoren auszumachen, in denen Ehrenamtliche gemeinsam mit Hauptamtlichen tätig sind, wobei die Ehrenamtlichkeit fester Bestandteil hospizlich-palliativer Arbeit ist. Neben ambulanten und stationären Settings der Hospizarbeit, Palliativstationen und ambulanten Palliativdiensten zählen seit einem Jahr auch sektorenübergreifende[1] Handlungsfelder wie die ehrenamtlich-hospizliche Begleitung in Tumorzentren (zum Beispiel im Essener Universitätsklinikum, siehe Praxisbericht unten) hinzu.

Parallel verändern sich die Rahmenbedingungen und -vereinbarungen. So ist seit nunmehr fast sechs Jahren die Zusammenarbeit im Rahmen der Spezialisierten Ambulanten Palliativversorgung (SAPV) nach dem »integrativen Ansatz« im Sozialgesetzbuch V (§§ 37b i.V.m. 132d SGB V) verankert. Als ein »Soll«-Kriterium empfiehlt die »S3-Leitlinie Palliativmedizin« (Leitlinienprogramm Onkologie 2015, S. 221 f.) die Mitarbeit von ehrenamtlichen Hospizbegleitern in der Palliativversorgung, und zwar »unabhängig von Alter, Versorgungsort, Krankheitsphase oder der Art der Palliativversorgung« (S. 221). Und zukunftsweisend findet sich dieser Aspekt gleichermaßen wieder im Entwurf des Gesetzes zur Verbesserung der Hospiz- und Palliativversorgung (HPG), dessen Beschluss im November 2015 erwartet wird. Einige Nachbesserungen am Entwurf des Bundesministeriums für Gesundheit sind bis dahin allerdings noch zu machen; unter anderem zu der Frage, auf welcher Grundlage bei ehrenamtlich-hospizlichen Begleitungen in der Klinik die zusätzlichen Personalkosten der hauptberuflich tätigen (Ehrenamts-)Koordinatoren (re-)finanziert werden.

Insgesamt gesehen entstehen durch die neuen und sektorenübergreifenden Handlungsfelder an der Schnittstelle von ambulanter Hospiz-

Leidfaden, Heft 4/2015, S. 52–56, © Vandenhoeck & Ruprecht GmbH & Co. KG, Göttingen, 2015, ISSN 2192–1202

arbeit und stationärer Palliativversorgung neue Fragen, mit denen sich auch die medizinische Fachgesellschaft Deutsche Gesellschaft für Palliativmedizin (DGP) befassen muss und möchte. Vor diesem Hintergrund hat die DGP-Arbeitsgruppe Ehrenamtlichkeit, die ihre Aufgabe in der Förderung der Zusammenarbeit von haupt- und ehrenamtlich in der Hospiz- und Palliativversorgung engagierten Menschen sieht, ein Positionspapier (Fleckinger und Meyer 2015) verfasst, welches sich den neuen wichtigen Handlungsfeldern an den Schnittstellen widmet.

Aber auch wenn die wichtigen zivilgesellschaftlichen Funktionen, die die Ehrenamtlichkeit in Palliative Care im Rahmen der gesundheitlichen und sozialen Versorgungsstrukturen übernimmt (Fleckinger 2013), breite gesellschaftliche Anerkennung findet und auch der Beitrag der Ehrenamtlichen zu einer »hospizlich-palliativen Sorgekultur« (Heimerl et al. 2012, S. 409) nicht in Frage steht, weisen aktuell internationale Studien darauf hin, dass die Rolle des Ehrenamtes in den Settings von Palliative Care und mithin im Kontext der Zusammenarbeit von Ehren- und Hauptamt weitgehend ungeklärt ist (Burbeck et al. 2014). Zum einen wird aus den von Burbeck und Kollegen (2014) im Rahmen ihres Surveys identifizierten qualitativen Studien ersichtlich, dass das Rollenverständnis insgesamt stark durch die Hauptamtlichen kontrolliert werde (S. 7), und zum anderen, dass beide Akteursgruppen offensichtlich ein differierendes Rollenverständnis vom Ehrenamt aufweisen würden. Zum Beispiel hätten die einen die Bedeutung mehr in sozialen Ausdrucksformen (»social terms«) beschrieben, die anderen nutzten Begrifflichkeiten, die spezielle Aufgaben (»terms of specific tasks«) beinhalteten (S. 8). Die Autoren (Burbeck et al. 2014) plädieren hinsichtlich der verschiedenen Rollenverständnisse dafür, dass »eine Wertschätzung dessen, wie die Rolle jeweils verstanden wird, hilfreich ist für die Ausbildung von hauptamtlichem Personal. Dies gilt insbesondere in Bezug auf eine gelingende Zusammenarbeit mit dem Ehrenamt« (S. 9, Übersetzung durch die Autorinnen). Am Ende dieses Artikels kommen wir auf diesen Ansatz noch einmal zurück.

Zunächst möchten wir in Form eines Praxisberichtes erzählen, welche Rolle eine hauptamtliche Mitarbeiterin der Ehrenamtlichkeit im Interaktionsgefüge hospizlich-palliativer Versorgung zuschreibt, und auch, in welcher Weise hospizliche Ehrenamtlichkeit im sektorenübergreifenden Handlungsfeld wie dem Tumorzentrum einer Uniklinik zum Tragen kommt.

Hospizarbeit am Westdeutschen Tumorzentrum (WTZ) – Praxisbericht und Rollenverständnis (Ulrike Ritterbusch)

»Aus der Praxis kann ich als Hospiz-Koordinatorin von der besonderen Rolle ehrenamtlicher Hospizmitarbeiter/-innen berichten und damit auch begründen, warum es mir persönlich lieber ist, die ehrenamtlichen Mitarbeiter/-innen als ›freiwillige Hospizmitarbeiter/-innen‹ zu bezeichnen. Im Folgenden schildere ich eine kleine, aber mich nachhaltig beeindruckende Begebenheit aus der Arbeit der Freiwilligen.

Eine ›unserer‹ freiwilligen Hospizmitarbeiter begleitete vor einiger Zeit einen jungen Mann mit Hirntumor. Die Begleitung sowohl zu Hause beim Patienten und seiner Familie als auch in der Klinik und bei Besuchen in der Ambulanz des Westdeutschen Tumorzentrums am Universitätsklinikum Essen dauerte insgesamt mehr als zwei Jahre und endete mit der Weiterbegleitung bis zum Tod des Patienten in einem stationären Hospiz. Die Freiwillige besuchte den Patienten regelmäßig im Hospiz und fragte vor ihren Besuchen immer per SMS beim Patienten an, ob sie etwas mitbringen solle, ein Eis oder Bonbons oder Zigaretten. Eines Tages antwortete der Patient auf die SMS mit dem etwas ungewöhnlichen Wunsch: ›Einen Hammer, ein Brett und Nägel.‹ Ganz selbstverständlich und ohne jegliche Nachfrage, wozu das gut sein solle, packte die Freiwillige diese gewünschten Dinge ein und brachte sie dem Patienten mit. Im Hospiz angekommen, packte sie Hammer, Nägel und Brett aus und schaute den Patienten erwartungsvoll an. Dieser sagte schließlich: ›Weißt du, ich bin jetzt vierzig Jahre alt und ich werde wohl nie wieder einen Nagel in die Wand schlagen, ich wollte das einfach noch mal ausprobieren.‹ Dann, nach einer Pause, in der er den Hammer versonnen in der Hand hielt: ›Aber eigentlich ist das gar nicht so wichtig, das Wichtigste ist, *du hast ihn, ohne zu fragen, einfach mitgebracht!*‹ Eine große Bedeutung der Rolle der Ehrenamtlichen in der Hospiz- und Palliativversorgung – so meine aus praktischer Erfahrung gewonnene These – besteht in der Ungebundenheit an einen Zweck oder (therapeutischen) Auftrag, einzig die Beziehung zwischen Freiwilligem und

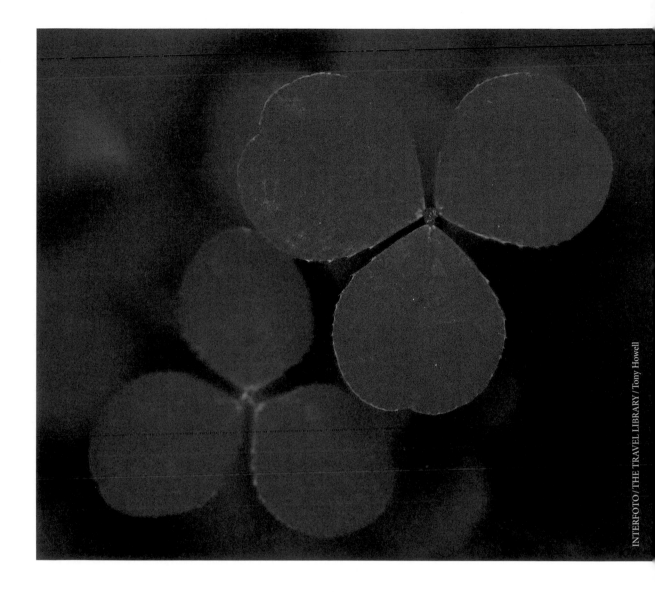

Begleitetem ist im Fokus. Der Freiwillige ist frei von systemimmanentem Ergebnisdruck und dokumentationspflichtiger Tätigkeit, er kann ergebnisoffen einfach mit dem Patienten sein, er ist Mitmensch und in dieser Mitmenschlichkeit kann er nicht scheitern, weil der Gewinn in seiner freiwilligen Bereitschaft liegt, den Weg des begleiteten Menschen mitzugehen und nicht unbedingt am Erfolg seiner Maßnahmen gemessen zu werden. Allein der Versuch, etwas Gutes für den Patienten zu tun, wird vom Patienten unabhängig vom Ergebnis wertgeschätzt, eben weil er freiwillig unternommen wird. Insofern wünsche ich mir bei aller Notwendigkeit von Regeln und Standards eine Kultur der Freiheit und Freiwilligkeit in der Hospiz- und Palliativversorgung für die Ehrenamtlichen und – soweit das System Gesundheitswesen es zulässt – auch für die hauptamtlichen Akteure.«

Diese Praxiserfahrung aufnehmend und zudem an das eingangs zitierte Statement von Burbeck und Kollegen (2014, S. 9) zum (wertschätzenden)

Wissen um die jeweiligen Rollenverständnisse anknüpfend, möchten wir mit einer Überlegung für die Aus-, Fort- und (auch wissenschaftlichen) Weiterbildung schließen: Wie wäre es, im Sinne eines kooperativen Lernens im Interaktionsgefüge hospizlich-palliativer Versorgung, das Wissen um jeweilige Rollenverständnisse für die Hauptamtlichen im Sinne einer »reflexiven Professionalität« (Dewe 2013, S. 95 ff.) nutzbar zu machen – etwa im Rahmen der Konzeption von Curricula und Lehr-/Lernmodellen der in Palliative Care tätigen Berufsgruppen? Denn dass die Zusammenarbeit zwischen Ehren- und Hauptamt ein Spannungsfeld darstellen kann, zeigen auch hierzulande die Diskurse der Hospiz- und Palliativarbeit (vgl. etwa Begemann und Seidel 2015, S. 120 ff.; Charbonnier 2011, S. 51 ff.; Hayek et al. 2011, S. 94 ff.; Dörner 2011, S. 108 ff.; Heller und Schuchter 2014, S. 271 ff.; Leopoldina et al. 2015, S. 64; Meyer et al. 2014, S. 276 ff.).

Susanne Fleckinger ist Pflege- und Gesundheitswissenschaftlerin (M. A.). Sie ist als Wissenschaftliche Mitarbeiterin am Institut für Public Health und Pflegeforschung (IPP), Fachbereich Human- und Gesundheitswissenschaften der Universität Bremen, sowie als Sprecherin der AG Ehrenamtlichkeit der Deutschen Gesellschaft für Palliativmedizin (DGP) tätig und promoviert derzeit an der IFF-Fakultät am Institut für Palliative Care und Organisationsethik in Wien zum Thema Ehren- und Hauptamt.

E-Mail: fleckinger@uni-bremen.de.

Ulrike Ritterbusch, Diplom-Pflegewirtin, ist Trauerberaterin und Koordinatorin für Hospizarbeit am Universitätsklinikum Essen. Zurzeit schreibt sie ihre Masterarbeit im Master-Online-Studiengang Palliative Care an der Medizinischen Fakultät der Universität Freiburg. Sie ist stellv. Sprecherin der AG Ehrenamtlichkeit in der Deutschen Gesellschaft für Palliativmedizin (DGP).

E-Mail: Ulrike.Ritterbusch@uk-essen.de

Literatur

Begemann, V., Seidel, S. (2015). Nachhaltige Qualifizierung des Ehrenamtes in der ambulanten Hospizarbeit und Palliativversorgung in Niedersachsen. Hospiz LAG Niedersachsen (Hrsg.), Ludwigsburg.

Burbeck, R., Candy, B., Low, J., Rees, R. (2014). Understanding the role of the volunteer in specialist palliative care: A systematic review and thematic synthesis of qualitative studies. In: BMC Palliative Care, 13 (3), S. 1–12.

Charbonnier, R. (2011): Chancen und Klippen ehrenamtlicher Arbeit im Gesundheitswesen. In: Arndt-Sandrock, G. (Hrsg.): Alte Wege – Neue Pfade. Anfänge, Stationen, Perspektiven der Hospizarbeit. Loccum, S. 51–72.

Dewe, B. (2013). Reflexive Sozialarbeit im Spannungsfeld von evidenzbasierter Praxis und demokratischer Rationalität – Plädoyer für die handlungslogische Entfaltung reflexiver Professionalität. In: Becker-Lenz, R., Busse, S., Ehlert, G., Müller-Herrmann, S. (Hrsg.), Professionalität in der Sozialen Arbeit. Standpunkte, Kontroversen, Perspektiven. 3. Auflage. Wiesbaden, S. 95–117.

Dörner, K. (2011). Hospizliche Werteorientierung. In: Bödiker, M.-L., Graf, G., Schmidbauer, H. (Hrsg.), Hospiz ist Haltung. Kurshandbuch Ehrenamt. Ludwigsburg, S. 108–112.

Fleckinger, S. (2013). Ehrenamtlichkeit in Palliative Care. Zwischen hospizlich-palliativer Sorgekultur und institutionalisierter Dienstleistung. Wiesbaden.

Fleckinger, S., Meyer, D. (2015). Skizze des aktuellen »Positionspapiers« der DGP-AG Ehrenamtlichkeit. Neue Handlungsfelder für das Ehrenamt in Palliative Care. In: Zeitschrift für Palliativmedizin, 16 (5), S. 196 f. doi: 10.1055/s-0035-1564402

Hayek, J. von, Pfeffer, C., Schneider, W. (2011). Hospiz schafft Wissen. Ehrenamtliche unter der Lupe der Wissenschaft. In: Bödiker, M.-L., Graf, G., Schmidbauer, H. (Hrsg.), Hospiz ist Haltung. Kurshandbuch Ehrenamt. Ludwigsburg, S. 94–101.

Heimerl, K., Heller, A., Wegleitner, K., Wenzel, C. (2012). Organisationsethik und Palliative Care – partizipative Konzepte. In: Rosenbrock, P., Hartung, S. (Hrsg.), Handbuch Partizipation und Gesundheit. Bern, S. 408–417.

Heller, A., Schuchter, P. (2014). Sorgeethik. Die Hospizidee als kritische Differenz im Gesundheitsmarkt. In: Maio, G. (Hrsg.), Ethik der Gabe. Humane Medizin zwischen Leistungserbringung und Sorge um den Anderen. Freiburg, S. 271–314.

Leitlinienprogramm Onkologie (2015). S3-Leitlinie Palliativmedizin für Patienten mit einer nicht heilbaren Krebserkrankung. Langversion. Verfügbar unter: http://leitlinienprogramm-onkologie.de/uploads/tx_sbdownloader/LL_Palliativmedizin_Langversion_1.0.pdf (12.06.2015)

Leopoldina Nationale Akademie der Wissenschaften/Union der deutschen Akademien der Wissenschaften (2015). Palliativversorgung in Deutschland – Perspektiven für Praxis und Forschung. Halle/Saale.

Meyer, D., Schmidt, P., Zernikow, B., Wager, J. (2014). Ehrenamtliche auf einer Kinderpalliativstation – Zwei Betrachtungsweisen. In: Zeitschrift für Palliativmedizin, 15 (6), S. 276–285.

Anmerkung

1   Der Terminus »sektorenübergreifend« umfasst für uns alle Orte, an denen ehrenamtlich-hospizliche Mitarbeiter/-innen schwerstkranke und sterbende Menschen unterstützen, zum Beispiel im häuslichen Umfeld, in Einrichtungen der stationären Altenpflege, im Krankenhaus und im stationären Hospiz.

Sterben, Tod und Trauer auf der gesellschaftlichen Agenda
Die Geschichte der Hospizbewegung in Deutschland

Andreas Heller und Sabine Pleschberger

Aufbruch ins Hospizzeitalter

Cicely Saunders begründete im Jahr 1967 das St Christopher's Hospice in London. In Deutschland erfolgte der Aufbruch ins Hospizzeitalter hingegen fast zwanzig Jahre später, erst in den 1980er Jahren. Welche Gründe können diese Zeitverzögerung verstehen helfen? Wir versuchen nachfolgend den verschlungenen Weg nachzuzeichnen, auf dem Sterben, Tod und Trauer über die Hospizbewegung (wieder) auf die gesellschaftliche Agenda in Deutschland kamen. Unser Beitrag stützt sich auf Forschung zu Pionierinnen und Pionieren der Hospizgeschichte in Deutschland (Heller et al. 2013).

Die Gründe für die eingangs konstatierte Verzögerung lassen sich in einer gesellschaftlichen Stimmungslage der Nachkriegsjahre verorten: Die Traumatisierungen durch den deutsch-österreichischen Nationalsozialismus, die Gewalt und der Schrecken des Zweiten Weltkriegs, die Tötung sogenannten »lebensunwerten Lebens« im Euthanasieprogramm, die systematische, fabrikmäßige Ermordung der Juden in Europa und die gewaltsamen Vertreibungen und »Umsiedlungen« wirkten nach. Den Aufbruch ins Wirtschaftswunder hatte man sich sozialpsychologisch um den Preis des Schweigens und der Verdrängung erkauft (Margarete Mitscherlich). Über Erfahrungen des Sterbens, über die Unmittelbarkeit der oft gewaltsamen Todeserfahrung konnte und wurde individuell und kollektiv kaum oder gar nicht gesprochen. Für viele bestand der einzige Überlebensmodus in einer emotionalen Einkapselung.

Nachkriegszeit, das war Schweigezeit. Dies war kein guter Boden, um Sterben und Tod zu thematisieren oder Trauer empathisch zu verstehen.

Aufkeimende Hospizidee

Eine Reihe weiterer Faktoren, zum Beispiel der als inhuman wahrgenommene Umgang mit Sterbenden in den modernen Krankenhäusern oder die aufkommende Euthanasiebewegung in Deutschland, führten aber dazu, dass das zarte Pflänzchen der Hospizidee in diesem Boden doch feste Wurzeln schlug; auch wenn die Hospizbewegung

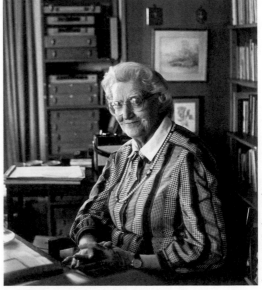

akg-images / Purkiss Archive

Cicely Saunders (1918–2005), englische Ärztin, Sozialarbeiterin und Krankenschwester, eine der Begründerinnen der modernen Hospizbewegung und Palliativmedizin. Porträtaufnahme, Januar 1990 (Anne Purkiss).

Leidfaden, Heft 4 / 2015, S. 57–61, © Vandenhoeck & Ruprecht GmbH & Co. KG, Göttingen, 2015, ISSN 2192–1202

nicht explizit diese Zusammenhänge aufnahm. Sie war implizit ein Raum, in dem Sterben und Tod und Trauer Platz hatten. Hier gab es Menschen, die sich der eigenen Geschichte, den zugeschütteten kollektiven Erfahrungen stellten. Hier konnte besprochen werden, was sonst eher umschwiegen wurde.

Inspiriert wurde diese vorsichtige Öffnung auch durch die Sterbeforschung, die in den USA stattfand. Im Jahr 1971 erschien das Buch »Interviews mit Sterbenden« der Schweizer Ärztin Elisabeth Kübler-Ross in deutscher Sprache. Der überwältigende Erfolg dieses Buches kann als ein Indikator gewertet werden für das kollektive Bedürfnis, ein existenziell zentrales Thema aufzunehmen. Die Botschaft des Buches ist eindeutig: Es ist möglich und sinnvoll, sich sterbenden Menschen über Gespräche zuzuwenden, ihr emotionales Erleben bildet den Ausgangspunkt für jedes Verstehen, sie sind die Lehrmeister/-innen. In dieser Zeit setzte auch, ausgehend von England, eine weltweite Auseinandersetzung mit der Hospizidee ein.

In Deutschland fand 1971 der Film von Reinhold Iblacker »Noch 16 Tage – Eine Sterbeklinik in London«, ausgestrahlt im ZDF, unerwartet große Resonanz. Eine neue Kultur im Umgang mit Sterbenden wurde darin sichtbar, mit bewegend einfühlsamen Bildern aus dem St. Christopher's Hospiz. Gleichzeitig wurde der Begriff »Sterbeklinik« im Untertitel zum Reizwort. Wer wusste in Deutschland damals schon, was ein englisches »hospice« sein konnte? Reflexartig wurde das Neue, Fremde abgewehrt. Argumentativ wurde es mit »Sterbehilfe« in Verbindung gebracht und unter dem Hinweis, keine »Ghettoisierung der Sterbenden« begünstigen zu wollen, abgelehnt. Fast zehn Jahre lang hielt diese Debatte um »Hospiz versus Sterbeklinik« an.

Im Lichte dieser öffentlichen Debatten wurde aber auch offensichtlich, dass viele Menschen in deutschen Pflegeheimen und Kliniken inhuman starben, einsam und abgeschoben in Abstellkammern oder Badezimmer. Im Schatten einer erfolgreichen modernen Medizin wurde mit Todesverachtung maximal gegen den Tod therapiert und

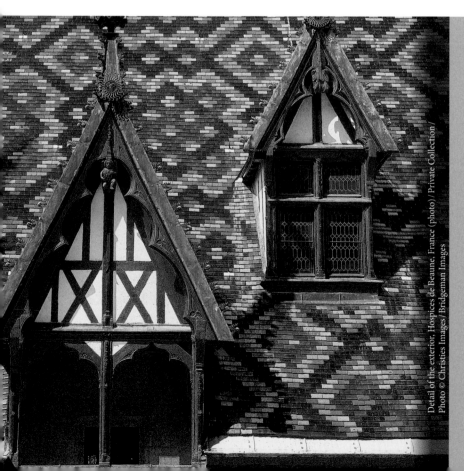

Detail of the exterior, Hospices de Beaune, France (photo) / Private Collection / Photo © Christies Images / Bridgeman Images

Das Prinzip hospizlicher Gastfreundschaft ist nicht nur individuell auszulegen, sondern auch kollektiv und politisch. Die Ethik einer bedingungslosen Akzeptanz der anderen um ihrer selbst willen, unabhängig von Herkunft Religion, Hautfarbe, Migrationshintergrund oder auch finanzieller Möglichkeiten.

die Menschen und ihre Angehörigen wurden mit ihrem Leid im Stich gelassen. Dies löste auch öffentliche Empörung aus, Antworten auf die Frage nach einem würdevollen Sterben wurden gesucht. Eine kam von der Deutschen Gesellschaft für Humanes Sterben (DGHS). Sie trat für Humanität durch selbstbestimmtes Sterben ein, für eine Legalisierung der Sterbehilfe im deutschen Strafgesetzbuch. Diese Ideen polarisierten in allen gesellschaftlichen Kreisen – auffallend hohe Zustimmung auf der einen stand einer breiten Empörung auf der anderen Seite gegenüber.

Pioniere der Hospizbewegung

Die Pionierinnen und Pioniere der Hospizbewegung in den 1980er Jahren wollten zeigen, dass es anders geht, dass Sterben menschlich, würdig und begleitet möglich ist. Dazu aber brauchte es neue Strukturen und Orte, dazu brauchte es ein spezielles »Know-How«. Die Praxis der Schmerztherapie war zu dieser Zeit in Deutschland völlig unterentwickelt. Es fehlte an geeigneten Medikamenten und an der Erfahrung, sie einzusetzen. Die Sorge vor Abhängigkeit oder die Angst einer Übermedikation waren groß. Eine Nachsorge für »austherapierte« Krebspatienten gab es nicht, und man traute sich oft gar nicht, das nahende Lebensende anzusprechen, ob im professionellen oder informellen Kontext. Grundlagen für die Begleitung von Menschen und ihren Angehörigen am Lebensende, etwa durch Möglichkeiten der Kommunikation ebenso wie Reflexion eigener Ängste, mussten erst geschaffen werden.

An vielen Orten hatten sich somit einzelne Personen mit unterschiedlichem Hintergrund zusammengetan und versucht, auf diese Defizite zu reagieren. Sie reisten nach England, in die USA, nach Schottland und Kanada und auch durch Deutschland. Denn die lokalen Aufbrüche hatten sich rasch überregional herumgesprochen: Aachen, Köln, Recklinghausen, München, Stuttgart, Hannover waren Keimzellen für die Hospizbewegung in Deutschland. Hier tat sich etwas

Besonderes: Die erste neue Einrichtung war eine Palliativstation an der Uniklinik Köln. Das erste Hospiz entstand in einem Pflegeheim, Haus Hörn in Aachen. Das erste freistehende Hospiz wurde ein Jahr darauf in Recklinghausen eröffnet. Im Christopherus Hospiz Verein in München sammelten sich Bürgerinnen und Bürger sowie Expertinnen und Experten um den Filmemacher und Jesuiten Pater Iblacker. Der Stuttgarter Initiative ging eine Befragung der Bevölkerung voraus. Mit dem Celler Modell sollten Kurse für hospizliche Begleitung in möglichst vielen Gemeinden aufgebaut werden. In solchen Vorhaben und Initiativen engagierten sich Menschen, die von dem Thema in irgendeiner Weise betroffen waren, als sogenannte Professionelle oder als Freiwillige. Sie alle hatten sich einen besseren Umgang mit sterbenden Menschen zu ihrem Anliegen gemacht.

Konfrontation mit Aids

In dieser Zeit des Aufbruchs der Hospizbewegung in Deutschland, ausgehend von Menschen mit einer Krebserkrankung, vollzog sich eine weitere Dynamik: Die Konfrontation mit Aids trug den Tod in die Mitte der bürgerlichen Gesellschaft und schreckte nachhaltig auf. Zu dieser Zeit waren es vor allem schwule Männer, die sich mit HIV infizierten. Der Krankheitsverlauf war ein Wettlauf mit dem Tod. In der Schwulenbewegung wurde ein neuer, anderer Umgang mit sterbenden Menschen gelebt. Sichtbar wurde abermals, dass es große Lücken im Versorgungssystem gab für Menschen, die als »austherapiert« gelten, die ihre letzte Lebenszeit aber selbstbestimmt und mit möglichst hoher Lebensqualität verbringen möchten. »Sexuell aktiv bis zum Ende«, das war eine Parole in diesem Zusammenhang. Es waren die Betroffenen, ihre Freunde, Partner und auch Familien sowie engagierte Laien und Professionelle, die durch Zuwendung, effiziente Vernetzung in und neben den etablierten Versorgungseinrichtungen praktisches Wissen und fachliche Expertise mit der Sichtweise der Betroffenen verknüpft hatten. Mit viel Kreativität und enormem Engagement gelang es, die bestehenden Versorgungslücken zu kompensieren. Es entstanden »Spezialpflegedienste«, die einen Verbleib zu Hause bis zuletzt ermöglichten, Buddy-Dienste und eine bunte, tabulose Kultur im Umgang mit den Sterbenden (Schaeffer, Moers und Rosenbrock 1992). Diese Entwicklung kam nur ansatzweise in Berührung mit der sich stärker christlich verortenden Hospizbewegung, beispielsweise im Zusammenhang mit Verbandsarbeit und nationaler Interessenvertretung.

Zunehmend wurde es nämlich wichtiger, die verschiedenen Aktivitäten zu bündeln und überregional, ja bundesweit zu agieren. Für diese Idee gab es unterschiedliche Anläufe. Für die vielen Pionierinnen und Pioniere, allesamt ausgeprägte Persönlichkeiten, war es eine Herausforderung, sich unter ein gemeinsames Dach zu begeben. Hier und dort gerieten auch konzeptionelle Unterschiede aneinander, zwischen der Seelsorge und der Medizin, zwischen dem bürgerschaftlichen und dem professionellen Ansatz, zwischen dem Hospiz als Haus und dem Anliegen der Integration des Sterbens in die Lebenswelt der Menschen. Nicht zuletzt auch in der Frage, ob Selbstbestimmung am Lebensende auch einen assistierten Suizid einschließen dürfe, wie von der Aids-Community häufig gefordert.

Institutionalisierung und Professionalisierung

Eine nachhaltige Finanzierung der Hospizarbeit erforderte die Unterstützung von Kassen und Verbänden, allein von Spenden konnte kaum eine Versorgungseinrichtung auf Dauer finanziert werden. Die Bemühungen um eine gemeinsame Vertretung Ende der 1980er und Anfang der 1990er Jahre waren von einer ungeheuren Dynamik geprägt: Konkurrenz und Kompetition sind spürbar. Wer wird eingeladen, wer wird faktisch ausgeladen? Wer steht »dahinter« und wer stellt sich in die erste Reihe? Wie kann eine Person gefunden werden, die im Namen aller spricht? Eine glück-

liche Wende ergab sich, als Heinrich Pera, Pionier der Hospizarbeit in Halle/Saale, zur Integrationsfigur erkoren wurde. Die BAG Hospiz wurde 1992 als eine Arbeitsgemeinschaft gegründet. Viele regionale Initiativen bekamen eine Interessenvertretung, föderalistisch in ihrem Kern, denn die Länder beziehungsweise die »großen« und »alten« Initiativen waren tonangebend. Aber Interventionen auf Bundesebene (etwa die Finanzierungsregel für stationäre Hospize) kamen ihnen und den lokalen Initiativen zugute.

Als sich 1994 die Deutsche Gesellschaft für Palliativmedizin (DGP) gründete, wurde eine zweigleisige Entwicklung in Deutschland besiegelt. Das Bemühen auf Seiten der Medizin um Anerkennung als Fachdisziplin ging auf Kosten der Interdisziplinarität und Multiprofessionalität und erforderte eine stärkere Abgrenzung von der Hospizbewegung, als dies von vielen Pionierinnen und Pionieren »auf beiden Seiten« erwünscht war. Denn für sie waren Hospizarbeit und Palliativmedizin/Palliative Care zwei Seiten einer Medaille – immer ging es um einen menschenwürdigen und fachlich wie ehrenamtlich kompetenten Umgang mit Sterbenden und ihren Angehörigen. Auf Seiten der Hospizbewegung wurde diese Perspektive auch politisch im Jahr 2007 durch die Umbenennung der BAG Hospiz in »Deutscher Hospiz- und Palliativverband e. V.« deutlich signalisiert. Die Geschäftsstelle wurde nach Berlin verlegt. Eine gesundheitspolitisch erfahrene Ärztin, Dr. Birgit Weihrauch, hat als Vorsitzende diesen Perspektivwechsel betrieben.

Der Prozess der Institutionalisierung der Hospizarbeit wurde in den letzten Jahren weiter vorangetrieben: Flächendeckende Versorgung, Ausdifferenzierung und Spezialisierung sind die Leitsignale. Professionalisierung wird ebenso gefordert, nicht zuletzt im Kontext neuer gesetzlicher Rahmenbedingungen wie etwa rund um die SAPV (spezialisierte ambulante Palliativversorgung). Ein solcher Prozess ist nicht friktionsfrei und geht mit Irritationen bei den Mitgliedern einher. Wie hat es eigentlich angefangen? Was war denn die ursprüngliche Idee? Menschen nicht allein zu lassen im Sterben wurde als die selbstverständliche Aufgabe der Familien, Freundinnen und Nachbarn und eben der ehrenamtlichen Hospizhelfer/-innen gesehen und praktiziert. Was braucht es mehr?, fragen da die einen. Wie kann an den Erkenntnissen von Wissenschaft und Forschung rund um die lindernde Pflege, Behandlung und die ganzheitliche Sorge um sterbende Menschen und ihre An- und Zugehörigen vorbei gehandelt werden? Das fragen die anderen und fordern Curricula, Qualitätsstandards und evidenzbasierte Konzepte.

Die Widersprüche hinter diesen Fragen lassen sich nicht einfach auflösen. Die Herausforderungen guter hospizlicher Praxis sind vielleicht gerade wegen ihres großen Erfolgs keinesfalls kleiner geworden. Vor dem Hintergrund der Idee sorgender Gemeinschaften muss die Diskussion um eine sogenannte flächendeckende Hospiz- und Palliativversorgung gerahmt und geführt werden. Spezialisierte Dienste und Einrichtungen müssen eingebunden sein in sorgende Gemeinschaften (caring communities), mitfühlende Dörfer und Städte (compassionate cities), mitsorgende Viertel und Quartiere (Wegleitner, Heimerl und Kellehear 2015). Die Idee der Sorge am Lebensende lässt sich nicht allein denken in Modellen der Vollfinanzierung. Denn menschenwürdiges Sterben braucht weiterhin eine breite Bürgerschaft, benötigt zivilgesellschaftliche, ehrenamtliche Engagementbereitschaft über alle Generationen- und Kulturgrenzen hinweg. Das Prinzip hospizlicher Gastfreundschaft ist nicht nur individuell auszulegen, sondern auch kollektiv und politisch. Es geht um die Ethik einer bedingungslosen Akzeptanz der anderen um ihrer selbst willen, unabhängig von Herkunft Religion, Hautfarbe, Migrationshintergrund oder auch finanzieller Möglichkeiten.

Philosophie und Haltung

Und schließlich: Hospiz- und Palliativarbeit leben aus der Philosophie und Haltung der »Umsons-tigkeit« (Ivan Illich). Die Begleitung von Sterbenden ist gespeist aus der Haltung des Geschenks von Zeit und Präsenz, Dasein und Aushalten. Diese hospizliche Haltung lässt sich nicht erzwingen oder erzeugen und eben auch nicht durch Finanzanreize stimulieren. Deshalb kann es auch keinen Rechtsanspruch auf hospizliche Begleitung geben. Der Raum des Hospizlichen ist der Raum der Freiwilligkeit und der Offenherzigkeit, des Geschenkcharakters des Lebens. Das führt notwendigerweise zu Zurückhaltung oder zur Differenzierung gegenüber all den Stimmen, die ein Recht auf hospizliche Begleitung meinen einfordern zu können.

Andreas Heller, Univ.-Prof., Lehrstuhl für Palliative Care und Organisationsethik an der IFF-Fakultät der Universität Klagenfurt, Wien und Graz, Leiter des Masterstudiengangs Palliative Care und des interdisziplinären Doktorandinnenkollegs. Forschungs-, Vortrags- und Publikationstätigkeit zu Hospizarbeit, Palliative Care, ethischen Verständigungssystemen in modernen Gesellschaften.

Foto: Barbara Maier

E-Mail: andreas.heller@aau.at

Sabine Pleschberger, Univ.-Prof.[in] für Palliative Care an der Paracelsus Medizinische Privatuniversität Salzburg. Langjährige Forschungs-, Lehr- und Publikationstätigkeit zu Hospizarbeit, Palliative Care, Sterben und Tod in der Gesellschaft.

E-Mail: sabine.pleschberger@pmu.ac.at

Literatur

Fink, M. (2012). Von der Initiative zur Institution. Die Hospizbewegung zwischen lebendiger Begegnung und standardisierter Dienstleistung. Ludwigsburg.

Gronemeyer, R., Fink, M., Globisch, M., Schumann, F. (2004). Helfen am Ende des Lebens. Hospizarbeit und Palliative Care in Europa. Wuppertal.

Heller, A., Pleschberger, S., Fink, M., Gronemeyer, R. (2013). Die Geschichte der Hospizbewegung in Deutschland. 2., überarb. Auflage. Ludwigsburg.

Müller, K. (2012). »Ich habe das Recht darauf, so zu sterben, wie ich gelebt habe!«. Die Geschichte der Aids(Hospiz) Versorgung in Deutschland. Ludwigsburg.

Schaeffer, D., Moers, M., Rosenbrock R. (Hrsg.) (1992). Aids-Krankenversorgung. Berlin.

Wegleitner, K., Heimerl, K., Kellehear, A. (Hrsg.) (2015). Compassionate Communities: Case studies from Britain and Europe. London.

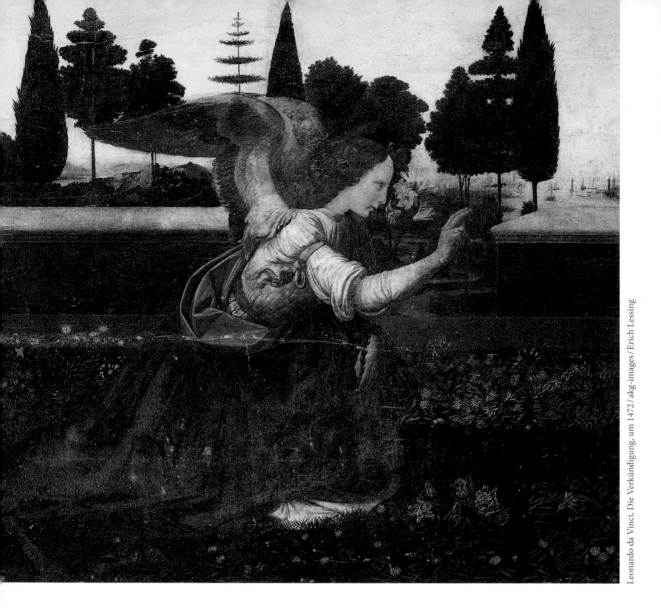

Leonardo da Vinci, Die Verkündigung, um 1472 / akg-images / Erich Lessing

Von der Kunst, das Ehrenamt zu kritisieren

Heiner Melching

Verbotene Gedanken?

Kaum ein öffentlicher Vortrag oder eine politische Diskussion und kaum ein Artikel zur Hospiz- und Palliativversorgung scheint derzeit ohne den Hinweis auszukommen, dass es ohne das Ehrenamt und das bürgerliche Engagement der Hospizbewegung nicht möglich gewesen wäre, die Versorgung und Begleitung schwerstkranker und sterbender Menschen und deren Angehörigen so zu entwickeln, wie es in den letzten dreißig Jahren in Deutschland gelungen ist. So richtig diese Einschätzung sicherlich auch ist, so auffällig ist auch, dass diese teilweise gebetsmühlenartig wiederholte Feststellung mitunter den Anschein erweckt, als handele es sich dabei um eine Art »Pflichtbekenntnis«, um nicht verdächtig zu werden, das Ehrenamt nicht ausreichend wertzuschätzen. Dass das Ehrenamt von Seiten der Politik und Kostenträger eine besondere Huldi-

Leidfaden, Heft 4 / 2015, S. 62–70, © Vandenhoeck & Ruprecht GmbH & Co. KG, Göttingen, 2015, ISSN 2192–1202

gung erfährt, ist naheliegend; kann durch das verstärkte ehrenamtliche Engagement doch auch mit einer Kostenersparnis gerechnet werden. Aber auch alle namhaften Vertreter der Palliativmedizin (und auch anderer medizinischer Fachgebiete), vom Lehrstuhlinhaber bis zum niedergelassenen Arzt, betonen zunehmend und auffällig oft die herausragende Rolle des Ehrenamtes.

Die Fragen, die sich daraus ergeben, sind zum einen, was ursächlich für diese »Ehrenamtsbegeisterung« ist und ob diese mit der gelebten Realität korrespondiert, und zum anderen, welche Folgen diese Form der »Wertbekundung« für das Miteinander von Ehrenamt und »Profis« hat.

Warum wird die Bedeutung des Ehrenamtes zunehmend hervorgehoben?

Die einfachste Antwort auf diese Frage wäre: weil ehrenamtliches Engagement gar nicht hoch genug anerkannt werden kann und immer noch nicht die Aufmerksamkeit erfährt, die ihm gebührt. Auch wäre es zu wünschen, dass die vielen Lobeshymnen auf das Ehrenamt eine Folge des Umstandes sind, dass ambulante Hospizdienste zunehmend auch in spezialisierten Versorgungsstrukturen Fuß fassen und in den letzten Jahren auch dort deutlich an Präsenz gewonnen haben. Auch wenn dem so ist, erklärt sich dadurch aber noch nicht die, teilweise bereits als einseitige Überhöhung empfundene, immer gleiche Darstellung des Ehrenamtes.

Es erscheint durchaus nachvollziehbar, dass auch Skepsis auftaucht, wenn etwas permanent hochgelobt wird und allein die Idee einer kritischen Betrachtung nahezu als unanständig empfunden wird. So wäre es kaum vorstellbar, dass auf einem Kongress oder in einem Artikel jemand die These vertritt, dass die großen Erfolge des Ehrenamtes ohne die hervorragenden und wegbereitenden Leistungen der professionellen Palliativversorgung nicht möglich gewesen wären und auch die beste ehrenamtliche Begleitung schnell an ihre Grenzen stößt, solange der Patient sich vor

Schmerzen krümmt oder starke Ängste und Luftnot ihn daran hindern, andächtig den liebevoll vorgetragenen Sätzen aus dem »Kleinen Prinzen« zu lauschen. Natürlich braucht auch kein Mensch solche Vorträge, weil die dahinterliegende Erkenntnis geradezu banal ist. Selbstverständlich profitieren beide Bereiche (Ehren- und Hauptamt) voneinander, benötigen sich oftmals gegenseitig, können aber auch an einigen Stellen ohne den jeweils anderen funktionieren.

Haupt- und Ehrenamt – ist das eine nicht mehr ohne das andere zu denken?

Sind diese beiden Bereiche tatsächlich so symbiotisch miteinander verbunden, wie es manchmal den Anschein hat, wenn zum Beispiel davon gesprochen wird, dass es sich dabei um zwei Seiten einer Medaille handelt? Und wenn beides so untrennbar zusammengehört, gleicht dieses Zusammensein dann wirklich einer Liebesbeziehung oder doch eher einer Zwangsehe, in der nun vornehmlich darum gestritten oder zumindest gerungen wird, wer mehr im Haushalt macht, wer das Geld für den Unterhalt heranschafft und was davon nun wichtiger ist? In diesem Bild des Miteinanders wäre eine echte Freundschaft, in der man sich auf die Pelle rücken darf, wenn es gut tut, aber auch aus dem Weg gehen kann, wenn es gewünscht wird, sicherlich der beschriebenen »Zwangsehe« vorzuziehen.

Eine Freundschaft ermöglicht eben auch das voneinander unabhängige Existieren und bestenfalls auch konstruktive Kritik. Und selbst wenn in einer Freundschaft einer mehr vom anderen profitiert hat, hilft es der Beziehung und dem Miteinander vermutlich wenig, wenn dies ständig in epischer Breite in der Öffentlichkeit vorgetragen wird. Ich denke dabei gelegentlich an meinen Großvater, der, nachdem es ihm und seiner Frau gelungen war, ein eigenes Haus zu bauen, keine Gelegenheit ausließ, um in der Öffentlichkeit und gern im Beisein seiner Frau immer wieder denselben Satz zu verkünden: »Ohne mich hätte meine Frau sich nicht mal ein Schiethus (nord-deutsch für: kleines Toilettenhäuschen) bauen können.« Egal wie recht er damit vielleicht hatte, so hat es der Beziehungsqualität und dem Miteinander meiner Großeltern sicherlich nicht gut getan, und es ist vermutlich auch der damaligen Zeit geschuldet, dass meine Großmutter nicht das Weite (oder jemand anderen) gesucht hat. Übrigens wird es auch meinem Opa nicht selbst aufgefallen sein, dass er diesen Satz ständig wiederholte.

Gutes Zusammenwirken benötigt auch gegenseitige Anerkennung, Akzeptanz (auch der Andersartigkeit) und Respekt

Respekt könnte in diesem Zusammenhang auch bedeuten, zumindest offen darüber nachdenken

zu können, ob der eine in bestimmten Bereichen auch ohne den jeweils anderen gut zurechtkommen kann. Zunehmend wird durch Verbände und Fachgesellschaften etwa gefordert, dass dem Ehrenamt der Zugang zu Krankenhäusern erleichtert werden muss und hierzu in den Finanzierungsregelungen für ambulante Hospizdienste noch expliziter als bisher deutlich gemacht werden soll, dass eine Finanzierung der Ehrenamtlicheneinsätze auch in Krankenhäusern möglich ist. Das klingt ausgesprochen plausibel und ruft natürlich keinen Widerspruch hervor, niemand wird sich aktuell öffentlich dagegen positionieren. Dennoch ließen sich an dieser Stelle auch Fragen formulieren, zumal in anderen Bereichen, in denen um die Finanzierung von Leistungen im Krankenhaus gerungen wird, deutlich mehr Evi-

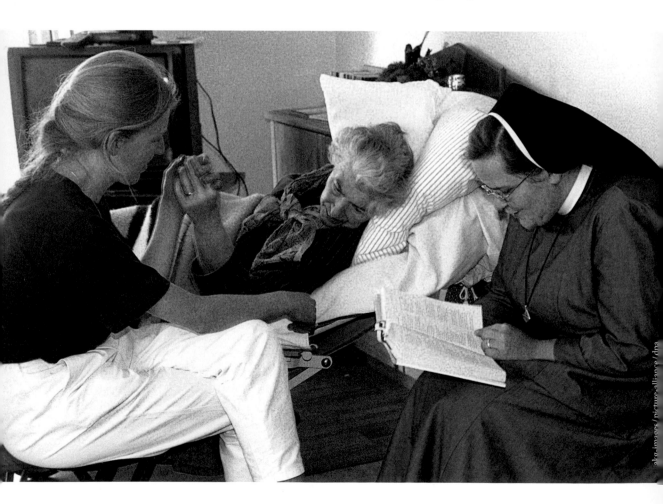

denz gefordert ist als ein gesellschaftlicher Konsens über das, was gut ist.

Man könnte beispielsweise die Frage stellen, ob immer davon auszugehen ist, dass die Beteiligung Ehrenamtlicher im Krankenhaus einen positiven Effekt für die Patienten hat. Bei der Beantwortung dieser Frage würde man vermutlich zu dem Ergebnis kommen, dass in sehr vielen Fällen von positiven Effekten auszugehen ist und in einigen Fällen die Wirkungen auch ausbleiben oder sogar negativ sein könnten. Aber erst durch den Prozess des Nachdenkens und der Beantwortung dieser Frage (eventuell sogar durch Methoden der Wissenschaft) kann allen Beteiligten die Sinnhaftigkeit eines solchen Zusammenwirkens verständlich werden, weshalb solche Fragen gestattet sein sollten, ohne dadurch als »Kritiker« des Ehrenamtes betrachtet zu werden. Sofern sich bei der Beantwortung dieser Frage zum Beispiel gezeigt hat, dass der Einsatz ambulanter Hospizdienste geeignet ist, mangelnde soziale Unterstützung bei Patienten zu kompensieren, ist natürlich auch zu fragen, warum und ob dies eine durch Krankenkassen (GKV) finanzierte Leistung sein soll. Auch muss die Frage gestellt werden, warum offenbar davon ausgegangen wird, dass eine Etablierung von Ehrenamtlichen der Hospizbewegung in Krankenhäusern erst dann gelingen kann, wenn hierfür ein Finanzierungsrahmen geschaffen wird. Die Ehrenamtlichen selbst leisten ihre wertvolle Arbeit doch schließlich, ohne dafür Geld zu verlangen.

Im alltäglichen Miteinander von Haupt- und Ehrenamt erscheint es als dringend geboten, eine Kultur des wertschätzenden, aber auch kritischen Miteinanders zu fördern.

Ehrenamt – unbezahlt? und unbezahlbar?

Immerhin verursacht eine abgeschlossene Begleitung durch Ehrenamtliche (gem. § 39a SGB V) durch die Koordinationspauschalen im Durchschnitt Kosten von 1300 Euro. Das bedeutet, dass beispielsweise vier bis fünf solcher Begleitungen pro Monat in einem Krankenhaus ungefähr die gleichen Kosten verursachen würden wie ein Palliativbeauftragter, der aktuell von der Deutschen Gesellschaft für Palliativmedizin für alle Krankenhäuser gefordert wird. Diese Forderung nach einem professionellen Palliativbeauftragten (der im Übrigen auch die Zusammenarbeit mit Hospizdiensten befördern soll) treibt allerdings Kostenträgern, der Krankenhausgesellschaft und selbst einigen namhaften Vertretern der Hospizbewegung geradezu den Angstschweiß auf die Stirn, und man wird nicht müde zu betonen, dass ein solcher Beauftragter erstens nicht zu finanzieren ist und zweitens der Nutzen überhaupt nicht nachgewiesen werden kann. Somit sieht es momentan danach aus, dass eine kostspielige Begleitforschung über einen Zeitraum von drei Jahren durchgeführt werden muss, um gegebenenfalls den Nutzen eines Palliativbeauftragten nachzuweisen, bevor über eine Implementierung nachgedacht werden kann.

Ähnlich verhält es sich bei der aktuell an vielen Stellen geäußerten Forderung, auch Trauerbegleitung als GKV-finanzierte Leistung in die Vereinbarungen zur ambulanten Hospizbegleitung aufzunehmen. Außer einigen leisen Vorbehalten aus Reihen der Krankenkassen ist bisher ausschließlich Zustimmung zu vernehmen. Die Logik dahinter scheint eine bisschen so zu sein: »Trauerbegleitung ist gut, weil Trauerbegleitung gut ist« – und wenn sie von geschulten Ehrenamtlichen der Hospizvereine erbracht wird, kann es wohl auch nicht schlecht sein. Dem könnte aber durchaus entgegengebracht werden, dass die wenigen Studien, die zur Wirkung von Trauerbegleitung vorliegen, durchaus eine differenzierte Betrachtungsweise nahelegen. So hat zum Beispiel eine Studie zur Wirkung von Trauerbegleitung der Hochschule Ravensburg-Weingarten gezeigt, dass Trauernde in vielen Fällen eine völlig andere Einschätzung zu den Wirkfaktoren und Wirkbereichen von Trauerbegleitung haben, als es die Mehrzahl von Trauerbegleitern angegeben hat. Auch ist manchen immer noch nicht klar, wodurch und worin Trauerbegleitung wirkt. *Dass* sie wirkt, ist unbenommen und wird von trauernden Menschen bezeugt, aber es wirkt auch die verstreichende Zeit nach einem Verlust oder zwischen Verlust und Begleitung. Hier bedarf es weiterer Forschung sowie der Klärung der Frage, welche Qualifikationen und Fertigkeiten konkret Trauerbegleiter haben sollten.

Neben diesen Kriterien stellt sich aber auch erneut eine grundsätzliche Frage: Wenn auf der einen Seite davon ausgegangen wird, dass Trauer kein krankheitsähnlicher Zustand ist, sondern eine normale und gesunde Reaktion auf einen Verlust, warum soll Trauerbegleitung dann eine krankenkassenfinanzierte Leistung sein? Würde dadurch nicht vielleicht sogar noch mehr dazu beigetragen, dass Trauer zunehmend pathologisiert und immer weniger normalisiert wird?

Kritisches Nachfragen und konstruktive Kritik muss auch gegenüber ehrenamtlichen Leistungen erlaubt und kultiviert werden

Nicht nur im Rahmen der strukturellen Einbindung des Ehrenamtes, sondern insbesondere im alltäglichen Miteinander von Haupt- und Ehrenamt erscheint es mir als dringend geboten, eine Kultur des wertschätzenden, aber auch kritischen Miteinanders zu fördern. Leider wird Kritik immer noch vornehmlich als etwas ausschließlich Negatives empfunden, das häufig als auf die ganze Person bezogen wahrgenommen wird; und zwar selbst dann, wenn sich eine Kritik explizit auf einzelne Verhaltensweisen oder Eigenschaften begrenzt. Obwohl es hinlänglich bekannt sein sollte, dass sich jeder Mensch insbesondere durch Kritik und kritische Selbstbetrachtung am besten

weiterentwickeln kann, wird Kritik nicht selten als kränkend empfunden, was bei demjenigen, der eine Kritik äußern möchte, dazu führen kann, diese entweder zurückzuhalten oder erst sehr verspätet oder an völlig falschen Stellen zu äußern. Das Vorbringen einer Kritik scheint dann am einfachsten zu sein, wenn aufgrund klarer und verbindlicher Aufgaben- und Zielbeschreibungen jemand einen »Fehler« macht oder eine zugesagte Leistung nicht zufriedenstellend erbringt.

Ärzte, Pflegende und weitere in der Hospiz- und Palliativversorgung hauptamtlich Tätige haben überwiegend klare Behandlungsaufträge, und im besten Fall besteht ein anerkannter Konsens über das Miteinander im Team. Wird hier ein vermeintlicher Fehler begangen oder gegen Absprachen verstoßen, ist die Hemmschwelle zur Kritik vergleichsweise gering, wenngleich auch hier gelegentlich zu beobachten ist, dass zunächst (fast zwanghaft) sehr ausgiebig Worte des Lobes geäußert werden, bevor dann endlich die Kritik zur Sprache kommt. Mitunter hat es den Anschein, als müsse man sich vorab dafür entschuldigen, dass gleich eine Kritik geäußert wird, wodurch der pejorative Charakter von Kritik noch verstärkt wird.

Bei Ehrenamtlichen scheint es deutlich schwieriger zu sein, sofern die Kritik von einem Hauptamtlichen vorgetragen werden möchte. Gründe hierfür könnten darin liegen, dass oftmals nicht eindeutig klar ist, welchen Auftrag und welche Kompetenzen Ehrenamtliche haben und mit welcher Verbindlichkeit deren Einsatz erfolgt. Auch herrscht zumindest im Bereich der SAPV (spezialisierte ambulante Palliativversorgung) und auf Palliativstationen nicht immer Einigkeit darüber, ob die Ehrenamtlichen ein fester Bestandteil des Teams sind und diese zum Beispiel auch bei Teambesprechungen und Supervisionen dabei sein sollten oder nicht.

Somit kommt es oft dazu, dass Kritik zumindest nicht offen ausgesprochen wird. Kritik in Bezug auf Ehrenamtliche wird also eher hinter vorgehaltener Hand geäußert oder zumindest nicht im direkten Dialog mit ihnen. Nicht selten habe ich von Hauptamtlichen Aussagen erhalten wie die folgende, die eine Pflegekraft einer Palliativstation während einer Teambesprechung getätigt hat:

»Auch wenn es im Großen und Ganzen mit den Ehrenamtlichen richtig prima läuft, ist es manchmal auch schwierig und manche sind gelegentlich auch übergriffig, weil sie entweder so eine Idealvorstellung vom guten Sterben haben oder Patienten mit langen Geschichten von eigenen Erlebnissen eher belasten als unterstützen. Ich weiß dann aber immer nicht, wie ich denen das sagen kann – man ist ja auch dankbar, dass sie überhaupt hierher kommen und ihre Freizeit für Patienten und Angehörige opfern – da will ich denen auch nicht vor den Kopf stoßen – sie sind ja auch echt lieb und meinen es gut. Neulich hat eine zum Patienten gesagt, dass seine Medikation völlig falsch sei und er sich nicht mehr diese starken Opiate geben lassen soll, sondern stattdessen lieber so ein tolles Schmerzpflaster verlangen soll. Daraufhin habe ich der Ehrenamtlichen untersagt, solche Äußerungen zu tätigen – da war sie total eingeschnappt. Ich hatte das schon mal beim Thema Ernährung – da wusste auch eine total gut Bescheid, weil sie das gerade in irgendeinem Kurs aufgeschnappt hatte – mit dem Erfolg, dass der Patient hinterher total verunsichert war. Sie hat dann auch noch mit breiter Brust gefordert, dass sie bei unseren Teambesprechungen dabei sein will. Ich habe ihr dann gesagt, dass das aus datenschutzrechtlichen Gründen nicht geht, weil wir ja über vertrauliche Patientenangelegenheiten sprechen.«

In solchen Aussagen spiegelt sich weniger ein grundlegendes Problem beim Einsatz von Ehrenamtlichen wider, sondern vielmehr eine eklatante Kommunikationsschwäche in Bezug auf den Umgang mit Kritik. Vermutlich hätten die wenigsten Ehrenamtlichen ein Problem damit, kritisiert zu werden, wenn dies in einer vernünftigen Form und im Rahmen eines geklärten Verhältnisses des Miteinanders erfolgen würde.

Auch habe ich nicht den Eindruck, dass sich Ehrenamtliche selbst in großem Maße darüber beklagen, dass ihre Leistung nicht ausreichend gesehen oder wertgeschätzt wird. Viel häufiger wird von dieser Seite auch der eigene »Gewinn« benannt, den sie insbesondere durch die Anerkennung und Wertschätzung der Betroffenen erfahren. Man könnte daraus folgernd die vielleicht gewagte These aufstellen, dass diese Wertschätzung von Ehrenamtlichen in der täglichen Arbeit durchaus als erfüllender wahrgenommen werden kann als jene »Geringschätzung«, welche beispielsweise Pflegekräften allmonatlich in Form von beschämenden Gehaltsabrechnungen zuteil wird.

Wird das Ehrenamt zu wenig gesehen?

Gewiss ist in vielen Bereichen noch nicht hinlänglich bekannt, was ambulante Hospizdienste zu leisten imstande sind, und auf jeden Fall muss hinsichtlich der Vernetzung und des offenen Miteinanders noch einiges getan werden. Fraglich bleibt allerdings, ob der eingangs beschriebene Trend, das Ehrenamt zu dem wesentlichen, unverzichtbaren und entscheidenden Teil der Hospiz- und Palliativversorgung zu erheben, diesem wichtigen Miteinander zuträglich ist oder ob nicht gerade dadurch eine Spaltung und ein Konkurrenzdenken befördert wird. Auffallend ist auch, dass diese Form der Darstellung in der Regel nicht von Ehrenamtlichen selbst gewählt wird, sondern es zumeist Vertreter und selbsternannte Vertreter des Ehrenamtes sind, die in der öffentlichen Diskussion und in Publikationen »das hohe Lied« auf das Ehrenamt singen, wofür mitunter auch noch stattliche Honorare angenommen werden.

Wichtig ist an dieser Stelle, zu betonen, dass es in diesem Artikel nicht darum geht, die Bedeutung des Ehrenamtes zu schmälern, und auch

nicht darum, dessen Darstellung in der Öffentlichkeit zu bemängeln. Mir geht es um die daraus resultierenden Konsequenzen, und zwar
ausschließlich im Hinblick auf das Miteinander
von Haupt- und Ehrenamt und die Möglichkeiten des Umgangs mit Kritik. Mögen auch nahezu alle Darstellungen über das Ehrenamt richtig
und in mancher Hinsicht nötig sein, so ist doch
auch klar, dass es bei dem bereits erläuterten Kri-
tikverständnis enorm schwierig ist, jemanden zu
kritisieren, der in der Öffentlichkeit regelmäßig
nahezu heiliggesprochen wird. Hinzu kommt die
dem Ehrenamt zugeschriebene Attitüde des ver-
meintlich Schwächeren, gepaart mit der Wucht
des ebenfalls zugeschriebenen Status, die größte Bürgerbewegung der Nachkriegsgeschichte in
Deutschland zu sein.

Ist die Hospizbewegung tatsächlich die größte Bürgerbewegung in Deutschland?

Immer wieder ist dies zu lesen und zu hören,
ohne dass jemand die Fragen stellt: Warum ist
das so? Und: Wozu ist das eigentlich wichtig? Als
ich vor einigen Jahren bei einer großen Hospiz-
veranstaltung von einem namhaften Professor
und allgemein anerkannten Kenner der Hospizgeschichte den Satz gehört habe, »Die Hospizbewegung ist in Deutschland die größte Bürgerbewegung der Nachkriegsgeschichte«, fiel es mir
schwer, die Begeisterung der vielen Zuhörer zu
teilen. Vielleicht lag es daran, dass ich mich spon-
tan daran erinnert habe, wie ich als Teil der Frie-
densbewegung Anfang der 1980er Jahre gemeinsam mit etwa 400.000 Menschen in Bonn oder
Amsterdam demonstriert habe. Ehrlich gesagt ist
mir die Hospizbewegung niemals in dieser oder
ähnlicher Weise begegnet – und schon gar nicht
in noch größerer Form. Ähnliches wird für die
Anti-AKW-Bewegung, die Frauenbewegung und
anderes mehr gelten; und spätestens diejenigen,
die als Teil der Bürgerbewegung der DDR unter
Inkaufnahme einiger Risiken die Wiedervereini-
gung mit erkämpft haben, werden sich schwer da-

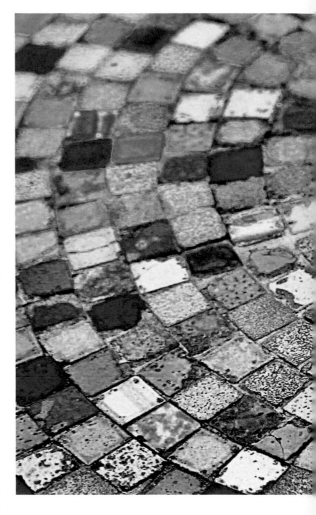

mit tun, die Hospizbewegung als die größte Bürgerbewegung wahrzunehmen.

Ob es sich bei der Hospizbewegung überhaupt
um eine Bürgerbewegung im klassischen Sinne
handelt, hängt sicherlich von der gewählten De-
finition ab. Den Betroffenen selbst, die von hospizlicher Begleitung profitieren, ist es im Übrigen völlig wurscht, ob sie hier von dem Teil einer
Bürgerbewegung begleitet werden oder einfach
»nur« von einem ihnen zugewandten Menschen.
Im Zweifelsfall wird das Letztere entscheidender
sein. Warum also immer wieder diese Betonung
und Hervorhebung, und was bewirkt dies?

Bedauerlicherweise ist es inzwischen in vielen Bereichen so, dass allein das kontinuierliche

Wir sollten uns im Miteinander von Haupt- und Ehrenamt nicht ganz so wichtig nehmen und überall, wo es nötig und möglich ist, für ein »normales Miteinander« plädieren, bei dem neben Wertschätzung und Anerkennung auch Kritik möglich ist.

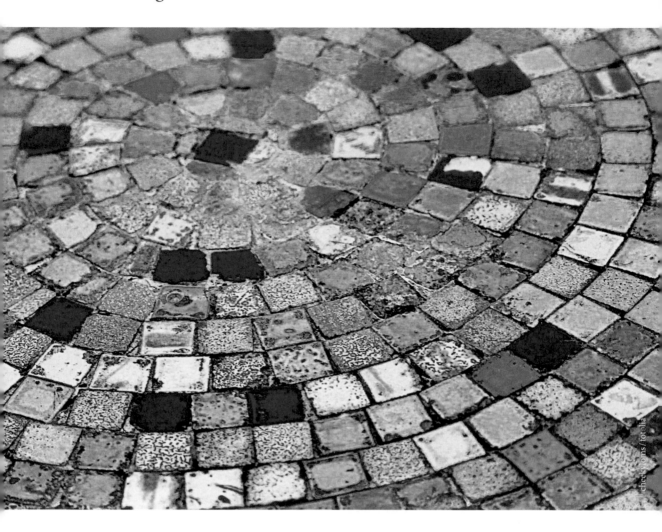

Wiederholen von Aussagen eine gefühlte Wahrheit entstehen lässt, bei der dann auch niemand mehr nachfragt. Wie selbstverständlich nutzen wir Zahlen, deren Ursprung wir nicht kennen, benennen, dass 100.000 Ehrenamtliche in der Hospizbewegung engagiert sind, ohne zu fragen, wer sie eigentlich gezählt hat. Laut GKV-Spitzenverband waren es im Jahr 2014 (auf Grundlage der geförderten Begleitungen) 33.608 Ehrenamtliche, die 38.610 Sterbebegleitungen durchgeführt haben, wofür die gesetzlichen Krankenkassen 50,2 Millionen Euro an Zuschüssen gezahlt haben. Natürlich leisten viele Hospizdienste auch Begleitungen, die nicht GKV-finanziert werden, aber selbst bei der Annahme, dass doppelt so viele

Begleitungen durchgeführt wurden, scheint dies für 100.000 Ehrenamtliche gut leistbar zu sein.

Im Umfeld der Hospiz- und Palliativversorgung (wie auch in diesem Heft) wird der Begriff »Ehrenamt« auch nahezu synonym mit hospizlicher Begleitung verwendet, und es scheint keinen größeren Bereich ehrenamtlicher Betätigung zu geben. Bei genauer Betrachtung stellt sich allerdings heraus, dass die Hospizbewegung, selbst wenn man die geschätzten 100.000 Ehrenamtlichen zugrunde legt, nur einen kleinen Teil des deutschen Ehrenamtes ausmacht. Nach Angaben des Statistischen Bundesamtes engagieren sich (je nach Untersuchungsgrundlage) zwischen 12 und 32 Millionen Menschen regelmäßig ehrenamtlich, davon die meisten in Sportvereinen, Kirchen, politischen Parteien, Initiativen und so weiter. Selbst beim Bundesverband Deutscher Gartenfreunde sind über eine Million Kleingärtner und über 120.000 Siedler und Eigenheimer organisiert und engagieren sich ehrenamtlich. Wer bei Wikipedia den Begriff »Ehrenamt« eingibt, sucht vergeblich nach dem Wort »Hospiz«, welches dort bedauerlicherweise nicht auftaucht.

Auch hierbei geht es nicht um eine Abwertung des Ehrenamtes, sondern eher darum, die Bewegung nicht ausschließlich zu heroisieren, sondern auch einen kritischen Umgang und vielleicht sogar etwas Bescheidenheit oder sogar Demut zu ermöglichen, was uns allen gelegentlich ganz gut zu Gesicht stehen würde.

Ehrenamt versus Hauptamt – Miteinander oder Konkurrenz?

Ein Hauptanliegen sollte es aber sein, das Haupt- und das Ehrenamt nicht gegeneinander auszuspielen oder unnötig in Konkurrenz zueinander zu setzen. Allein diese Unterscheidung scheint mir an vielen Stellen unnötig oder auch schwierig. Viele der hauptamtlich in der Hospiz- und Palliativversorgung Tätigen engagieren sich darüber hinaus auch ehrenamtlich. Allein von den 5100 Mitgliedern der Deutschen Gesellschaft für Palliativmedizin sind über 90 Prozent hauptberuflich in diesem Feld beschäftigt und sehr viele davon setzen sich in Arbeitsgruppen und anderen Stellen ehrenamtlich für die Belange Schwerstkranker und deren Angehörigen ein. Auch die vielen Mitwirkenden im Chartaprozess sind einerseits hauptamtlich tätig und andererseits darüber hinaus in großem Maße ehrenamtlich. Ehrenamtlichkeit in der Hospizarbeit findet eben nicht nur am Sterbebett statt, sondern überall dort, wo um eine Verbesserung der Versorgungssituation gerungen wird.

Auf der anderen Seite werden auch die »klassischen« Ehrenamtlichen immer weiter qualifiziert und professionalisiert, worin auch die Gefahr bestehen kann, dass das eigentliche Ansinnen, den Hospizgedanken in die Gesellschaft zu tragen, konterkariert wird. Vielleicht steuern wir auf eine Entwicklung zu, die irgendwann dazu führt, dass wir nur noch »Ehrenamt-Profis« und »Profi-Ehrenamtler« haben. Ich würde mir – anstelle des Denkens aus Strukturen und Eigeninteresse heraus – ein gemeinsames Vorgehen wünschen, das sich an den Bedürfnissen und Bedarfen der Betroffenen orientiert. Hierbei ist es dann völlig egal, ob jemand haupt- oder ehrenamtlich agiert. Und wenn es nach wie vor die Vision geben soll, dass der Umgang mit Sterbenden, deren Angehörigen und Trauernden eine zutiefst gesellschaftliche Aufgabe ist, die als Ausdruck mitmenschlicher oder nachbarschaftlicher Nächstenliebe verstanden werden kann, sollte gut überlegt werden, an welchen Stellen Strukturen etabliert oder zementiert werden, die dieser Vision womöglich entgegenstehen.

Wäre es nicht auch schön, wenn wir uns in der Hospiz- und Palliativversorgung zunehmend überflüssiger, anstelle immer unersetzbarer machen würden? Dazu sollten wir uns dann manchmal im Miteinander von Haupt- und Ehrenamt auch nicht ganz so wichtig nehmen und überall, wo es nötig und möglich ist, für ein »normales Miteinander« plädieren, bei dem neben Wertschätzung und Anerkennung auch Kritik möglich ist. Im besten Fall haben wir dann auch irgendwann in der Palliativversorgung nicht nur »multiprofessionelle Teams plus Ehrenamtliche«, sondern nur noch »multiprofessionelle Teams« – und jeder weiß, dass die Ehrenamtlichen selbstverständlich ein Teil dessen sind.

 Heiner Melching ist Sozialpädagoge und seit 1995 in verschiedenen Bereichen der Trauer- und Krisenbegleitung sowie als Bestatter tätig. Von 1999 bis 2008 war er Geschäftsführer und Leiter der Beratungsstelle des Vereins Verwaiste Eltern und Geschwister Bremen e. V. Seit 2009 ist er Geschäftsführer der Deutschen Gesellschaft für Palliativmedizin (DGP) in Berlin.
E-Mail: heiner.melching@vr-leidfaden.de

Warum ich immer wieder zur Simulantin werde …

Erfahrungen einer Schauspielpatientin

Jule Rüber

Schauspiel fasziniert mich. Ich bin in einer Laiengruppe aktiv und habe mir schon immer gewünscht, ein bisschen mehr mit meinen Ambitionen machen zu können. Vor einigen Jahren dann berichteten zwei meiner Kinder, die in Bonn Medizin studierten, von einem ungewöhnlichen wie tief beeindruckenden Seminar. Im Blockseminar Palliativmedizin hätten sie mit Schauspielern im Rollenspiel schwierige Gesprächssituationen geübt. Das sei nicht einfach gewesen, aber sie hätten viel gelernt, auch über ihre eigenen Grenzen. Das

ließ mich aufhorchen. Schauspieler in der Medizin? In der Ausbildung der Medizinstudenten? »Ja, Mama, und das wäre genau was für dich!«

Das Interesse war geweckt. Und als ich bei einer Palliative-Care-Weiterbildung für Physiotherapeuten erstmalig mit einem Schauspielpatienten Gesprächsführung übte, war der Kontakt zu den Organisatoren der Schauspielpatienten der Uniklinik Bonn schnell hergestellt. Es folgten ein Probevorspiel und eine intensive Schulung. Denn die Schauspielpatienten haben nicht nur die Auf-

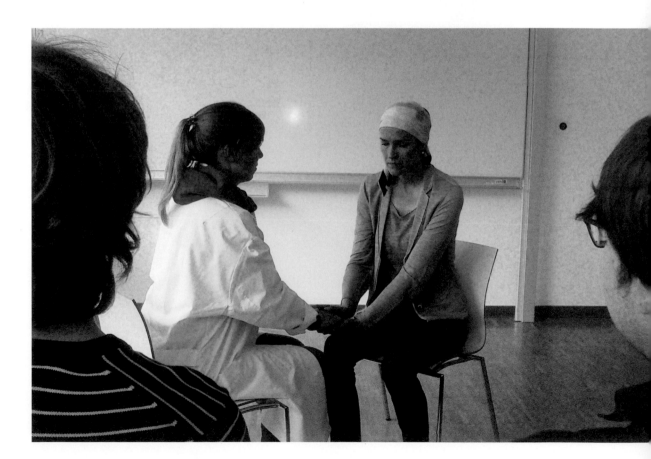

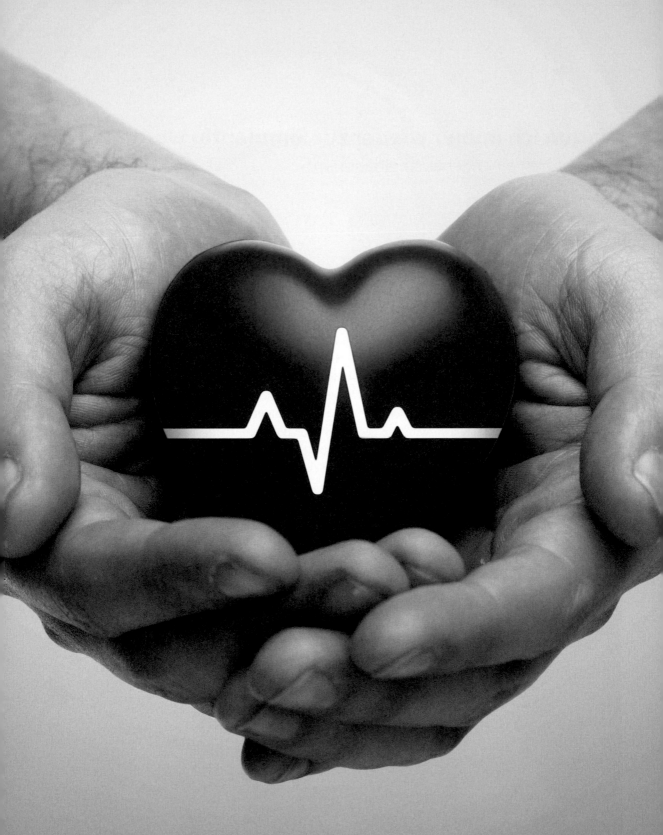

»Ich habe leider keine guten Nachrichten für Sie, Frau Mingers.«
Frau Mingers ist dann ein bisschen vorbereitet. Trotzdem zieht ihr
diese Nachricht den Boden unter den Füßen weg.

gabe, verschiedene existenziell erkrankte Patienten darzustellen, sondern auch den Studierenden ein detailliertes Feedback zu geben.

Meine Rolle als Schauspielpatientin ist die der Frau Mingers, einer lebhaften Frau in meinem tatsächlichen Alter. Sie ist verheiratet und Mutter eines 22-jährigen Sohnes. Seit sieben Monaten ist sie an einem malignen Melanom erkrankt. Frau Mingers hat bereits sieben Chemotherapien hinter sich und wartet nun in der Klinik in ihrem Patientenzimmer auf die Ergebnisse eines Tumor-Screenings, die, was sie noch nicht weiß, ein Fortschreiten der Erkrankung mit Nachweis von Lungen- und Hirnmetastasen zeigen. Der Studierende hat Frau Mingers nun mitzuteilen, dass keine weitere Chemotherapie mehr möglich ist und dass sie an dieser Erkrankung bald sterben wird.

Während der Blockseminare Palliativmedizin werden die Studierenden in Gruppen von circa acht bis zehn Personen eingeteilt. An einem Vormittag treffen sie dann auf drei unterschiedlich erkrankte (Schauspiel-)Patienten. Einer der Studierenden erhält den Auftrag, als Arzt beziehungsweise Ärztin das Gespräch mit dem Patienten zu führen. Konkret kann das so aussehen:

Die Gruppe sitzt in einem Raum des Lehrgebäudes. In meiner Rolle als Frau Mingers betrete ich den Raum. Ich trage ein Kopftuch, da Frau Mingers durch die Chemotherapie ihre Haare verloren hat. Ich setze mich auf einen Stuhl und gleite tiefer in die Rolle. Frau Mingers hat Angst vor dem, was da jetzt kommt. Sie fühlt sich schwach und zittrig. Ihre Hände reibt sie in Anspannung aneinander – die Studenten im Raum nehmen mich dabei nur am Rande war. Ich vermeide bewusst den Blickkontakt und sie unterhalten sich.

Dann betritt der Studierende in der Arztrolle im weißen Kittel den Raum. Anfangs ist er leicht verunsichert – die Kommilitonen

schauen ja zu, hier und da empfängt ihn ein mitleidiges Grinsen. Dann begrüßt er Frau Mingers. Und schon hier während der Begrüßung beobachte ich (als Frau Mingers) große Unterschiede. Manche Studierende ziehen sich den Stuhl nah an Frau Mingers und beugen sich im Sitzen zugewandt vor. Andere lassen ihn da, wo er gerade steht, und »verschanzen« sich distanziert hinter der Patientenakte.

Frau Mingers' Anspannung wächst. Was haben die ganzen Untersuchungen der letzten Tage für Ergebnisse gebracht? Einige kommen gleich auf den Punkt. Sie schlagen Frau Mingers sozusagen das niederschmetternde Ergebnis mitten ins Gesicht. Frau Mingers schnappt nach Luft und wehrt sich: »Das kann doch gar nicht sein. Man hat mir immer gesagt, ich soll die Hoffnung nicht aufgeben!« Dann versinkt sie in ein angespanntes Schweigen, versucht das Gesagte zu verstehen, ringt mit sich, setzt mehrmals zu sprechen an, stammelt.

Andere gehen wirklich sensibel auf Frau Mingers ein, erkundigen sich nach ihrem jetzigen Befinden und setzen einen Warnschuss, bevor sie ihr die traurige Mitteilung machen: »Ich habe leider keine guten Nachrichten für Sie, Frau Mingers.« Frau Mingers ist dann ein bisschen vorbereitet. Trotzdem zieht ihr diese Nachricht den Boden unter den Füßen weg. Hatte sie doch damit gerechnet, gehofft, dass die unangenehmen Chemotherapien Wirkung zeigen würden. Ihr Sohn ist mitten im Studium, er steht vor wichtigen Prüfungen ... Wie soll sie das alles ihrem Mann sagen? Er hat sie im Kampf gegen den Krebs immer unterstützt, Mut gemacht, nun ist er verloren ... »Das darf nicht sein! Bitte nicht!«

Das alles geht Frau Mingers durch den Kopf. Sie braucht Zeit zu verstehen. Manche Studierende geben ihr diese Zeit, halten das Schweigen tapfer aus. Die Zeit dehnt sich und füllt sich mit Hilf- und Ratlosigkeit. Andere können das nicht. Sie fangen aus Befangenheit an zu reden und überfrachten Frau Mingers mit

Informationen, die sie im Moment noch gar nicht aufnehmen kann und will. Wieder andere tun sich sehr schwer damit, Frau Mingers die Konsequenz der Diagnose mitzuteilen. Sie weichen aus, bleiben unbestimmt. Frau Mingers wird dann immer unruhiger. Sie hat das Gefühl, dass ihr etwas »verheimlicht« wird, und fühlt sich gezwungen, angstvoll ihre Fragen immer weiter zu konkretisieren, bis es heraus ist: »Heißt das, dass ich bald sterben muss?«

An diesem Punkt bin ich so sehr Frau Mingers, dass mir manches Mal die Tränen über die Wangen laufen. Es gibt Studierende, die dann mitfühlend die Hand von Frau Mingers ergreifen. Sie wollen ihr zeigen, dass sie Anteil nehmen, bei ihr sind. Viele sprechen das auch aus. Andere scheuen sich vor Körperkontakt und vor der emotionalen Nähe. Sie lassen das Ganze lieber nicht so nah an sich heran. In der Gruppe ist es mucksmäuschenstill geworden.

Für die Studierenden in der Arztrolle sind diese Gespräche wirklich nicht einfach. Wie sie auch im Anschluss berichten, wissen sie natürlich, dass es sich bei Frau Mingers um eine Schauspielpatientin handelt. Aber das Gespräch entwickelt meist solch eine Eigendynamik und Intensität, dass sie genauso nach den »richtigen« Worten ringen, wie sie es im »Ernstfall« tun würden. Bei einigen sensiblen Studierenden in der Arztrolle kann ich die Angespanntheit sehen. Ihnen mache ich es als Frau Mingers etwas leichter. Den ganz forschen und eher unbeteiligten biete ich mehr Emotionen, manchmal auch Aggressionen, wenn Frau Mingers das Untersuchungsergebnis nicht hinnehmen will und dem jungen »Assistenzarzt« nicht glaubt und darauf besteht, den »Chefarzt« zu sprechen.

Es gibt natürlich auch Studierende, die aufgrund persönlicher Erfahrungen mit dem Tod diese Gesprächssituation als Arzt oder auch als Zuschauer nicht durchstehen. Alle Studierenden sind vorher darauf hingewiesen wor-den, dass sie bei zu großer persönlicher Betroffenheit den Raum jederzeit verlassen können. Mitarbeiter sind, falls gewünscht, für Gespräche da. Für mich ist es manchmal nicht so einfach, neben dem Eintauchen in die Gefühlswelt von Frau Mingers auch noch das Verhalten des Studierenden in der Arztrolle zu beobachten. Schließlich soll ich doch nachher ein Feedback geben. In zehn Minuten muss der Studierende das Gespräch zu Ende gebracht haben. Ich nehme mir das Tuch vom Kopf, der Studierende zieht sich den Kittel aus und wir tauschen die Plätze. Das ist für uns beide wichtig, um aus der Rolle herauszukommen. Es folgt der Bericht des Studierenden in der Arztrolle über das Erleben der Situation. Dann mein Feedback, Anmerkungen der anderen Studierenden und schließlich die Schlussbesprechung mit dem Supervisor, der natürlich die ganze Zeit mit im Raum war. Meist verlassen die Studierenden nachdenklich und deutlich stiller den Raum. Ich bleibe zurück, setze mein Kopftuch auf und warte auf die nächste Gruppe, die, sich unbefangen unterhaltend, den Raum betritt.

Diese Veranstaltungen werden von den Studierenden hervorragend evaluiert. Sie haben den Freiraum, den Ernstfall zu üben, aus Fehlern zu lernen und sich über Situationen Gedanken zu machen, die sie in ihrem Arbeitsalltag hoffentlich nicht allzu oft erleben müssen.

Es macht mir viel Freude, mit ihnen und im Team der Uniklinik Bonn zu arbeiten, und ja, es stimmt! Meine Kinder hatten recht: »Mama, das ist genau was für dich!«

Jule Rüber lebt in Euskirchen, sie hat sich als Physiotherapeutin auf die Palliativversorgung spezialisiert und ist ehrenamtliche Sterbebegleiterin. Jule Rüber ist verheiratet und hat drei Kinder.
E-Mail: jule.rueber@t-online.de

Trauerbegleitung als ehrenamtliche Aufgabe

Claudia Wilmers

Der Sterbebegleitung als grundlegende Aufgabe von Hospizdiensten folgte sehr schnell die Begleitung von trauernden Menschen. Schon während der Sterbephase treten Trauer sowohl bei dem Betroffenen als auch bei seinen An- und Zugehörigen auf. Ist der Tod eingetreten, ist es für Trauernde, die ein Bedürfnisse nach Begleitung haben, schwierig, in der Gesellschaft einen Ansprechpartner zu finden. Denn genau wie Sterben und Tod ist auch die Trauer ein Tabuthema, über das gern geschwiegen wird.

Die Intensität der Begleitung ist dabei sehr unterschiedlich. Alle Trauernden brauchen einen gewissen Schutz im Umgang mit ihren Gefühlen, viele von ihnen benötigen noch zusätzlich Informationen, einige suchen Entlastung und nur ein geringer Teil braucht tatsächlich eine Begleitung. Aus dieser Gruppe kommt dann der noch geringere Prozentsatz derer, die professionelle Hilfe in Anspruch nehmen.

Bis auf die Trauernden, die professionelle Unterstützung benötigen, können geschulte Ehrenamtliche diese Menschen gut begleiten. In unserem Hospizdienst haben 75 Prozent der Sterbegleiter und Sterbebegleiterinnen einen Basiskurs in der Trauerbegleitung nach dem Curriculum des Trauerinstituts Deutschland erhalten. Darüber hinaus wird eine Ehrenamtliche mit der Großen Basisqualifikation geschult, sodass wir als Verein folgende Angebote haben:

Angebote des Hospizdienstes

Gesprächscafé für Trauernde

Bei diesem niederschwelligen Angebot geht es darum, Trauernde einzuladen, in einem geschützten Umfeld Gäste des Hospizdienstes zu sein. Sie werden umsorgt in einem herzlichen Ambiente, bekommen Kaffee und Kuchen angeboten und haben die Gelegenheit, untereinander ins Gespräch zu kommen. Bei einer Anzahl zwischen drei und fünfzehn Gästen wird diese Zeit von zwei oder drei geschulten Ehrenamtlichen begleitet, die für die Gäste sorgen, sich als Gesprächspartner anbieten und den Trauernden Raum und Zeit für ihre Themen zu geben. Manchmal ist das Thema Trauer im Fokus, manchmal geht es um Alltägliches und alle Emotionen haben ihren Platz. Für Trauernde, die sich akut in der Situation überfordert fühlen, besteht die Möglichkeit eines Einzelgesprächs in einem Nebenraum. Wenn es in den Ablauf passt, bieten die Ehrenamtlichen noch einen Text an, der zum Nachdenken, Diskutieren oder Schweigen anregen kann.

Die Gäste entscheiden selbst, wann sie einen Termin wahrnehmen und ob sie die kompletten zwei Stunden anwesend sein wollen. Manchen langt ein Besuch, einige kommen über Jahre, bevor sie sich aus diesem Kontext lösen wollen. Wir bieten einmal wöchentlich unter der Woche dieses Café an und einmal im Monat an einem Sonntag. Wir beobachten, dass gerade der Kontakt untereinander sehr hilfreich ist. Dabei sind schon Freundschaften entstanden, gemeinsame Urlaube wurden verbracht und tatsächlich haben Gäste untereinander auch geheiratet.

Im Rahmen einer Umfrage haben wir uns bei den Gästen erkundigt, was ihnen bei diesem Angebot hilft. Die Antworten waren zum Beispiel: »Ich muss mich hier nicht verstellen, ich darf ehrlich sein und es darf mir auch mal nicht gut gehen.« »Die anderen Gäste verstehen mich, weil sie Ähnliches durchgemacht haben, und sie ge-

Leidfaden, Heft 4/2015, S. 75–77, © Vandenhoeck & Ruprecht GmbH & Co. KG, Göttingen, 2015, ISSN 2192–1202

*Die Ehrenamt-
lichen formulieren
selbst, wie wichtig
die Begleitung von
Trauernden ist, sie
selbst erleben es als
positiv, wenn sie
Menschen durch
ihre Trauer hin-
durch wieder ein
Stück in den Alltag
begleiten können.*

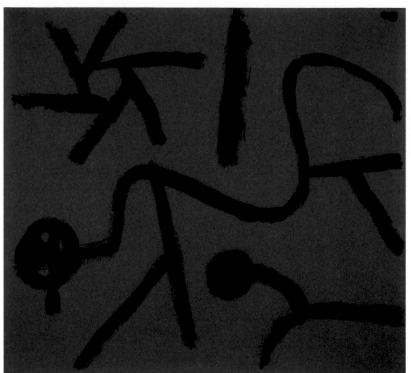

Paul Klee, Distant Landscape, 1931 / INTERFOTO / Superstock / Peter Willi

ben mir Hoffnung, weil sie es auch geschafft haben, mit der Trauer zu leben.« »Hier kann man weinen, lachen, traurig sein!« und auch Aussagen wie: »Ich bin hier *neu, aber nicht fremd.*«

Schwierig wird es mit den Gästen, bei denen die Trauer ein Trauma ist und die versuchen, dies in der Gruppe anzubringen. Dann bitten die Ehrenamtlichen die Koordinatorin oder die speziell geschulte Ehrenamtliche um Unterstützung. Meist wird in einem Einzelgespräch die Notwendigkeit einer professionellen Begleitung betont, manchmal bricht der Kontakt zum Hospizdienst ab.

Einzelgespräche mit Trauernden

Wenn Trauernden das Bedürfnis nach Einzelgesprächen haben, können wir dies anbieten, solange kein therapeutisches Arbeiten gefragt ist. Zu Beginn spricht eine Koordinatorin mit dem Trauernden, um danach zu entscheiden, ob es eine hospizliche Begleitung sein kann und welche Ehrenamtliche diese Begleitung übernimmt. Angedacht sind dann bis zu sechs Einzelgespräche, was in der Regel auch ausreicht. Hin und wieder braucht diese Begleitung länger Zeit, so-lange die Ehrenamtliche dies leisten möchte, ist das möglich. Ein Wechsel in der Begleitung ist möglich.

Für die Begleitung von Kindern leiten wir an ein spezielles Angebot weiter, das allerdings leider nicht für Kinder im Vorschulalter zum Tragen kommt. Dafür hat sich eine Ehrenamtliche weitergebildet, um diese Kinder und auch deren Eltern kompetent zu begleiten.

Spaziergang für Trauernde

Der Spaziergang für Trauernde ist ebenfalls ein öffentliches Angebot, bei dem unterschiedlich lange Wegstrecken in Begleitung ehrenamtlicher Trauerbegleiter zurückgelegt werden. In dieser Bewegung fallen manche Gespräche leichter, zum Abschluss gibt es ein gemeinsames Kaffeetrinken. Die Herausforderung ist dabei, dass wesentlich mehr Ehrenamtliche im Einsatz sind, um die Menschen mit unterschiedlicher Schrittgeschwindigkeit begleiten zu können. Die Planung ist mit Pressearbeit, Routenbestimmung, Raumgestaltung und Mitfahrgelegenheit sehr umfangreich. Deswegen gibt es dieses Angebot nur einmal im Jahr.

Gedenkgottesdienst

Ebenfalls einmal im Jahr lädt der Hospizdienst zu einer ökumenischen Andacht ein. Dabei werden die Angehörigen der Sterbebegleitungen der letzten zwölf Monate angeschrieben, zusätzlich wird über die Presse eingeladen. Dieses Angebot ist für alle Trauernde, egal wie lange der Verlust schon zurückliegt. Die Andacht wird von Ehrenamtlichen geplant und durchgeführt, unterstützt werden sie von Geistlichen der beiden großen christlichen Konfessionen. Hierbei steht ein Ritus für den Verstorbenen im Mittelpunkt und die Trauernden bringen sich in der Andacht mit ein. Für Gespräche gibt es im Anschluss einen Stehempfang, viele Trauernde gehen direkt nach der Feier mit ihrem Symbol für die Trauer um den Angehörigen nach Hause.

Adventsfeier

Die Adventsfeier soll in einer schwierigen Zeit des Jahres für Trauernde eine Unterstützung sein, sich mit anderen Trauernden an die Feiern dieser Zeit heranzuwagen. Hilfreich ist dabei, dass dann auch Trauernde kommen, die eigentlich schon länger nicht mehr die Angebote des Hospizdienstes nutzen, aber gerade in dieser Zeit noch einmal Kontakt suchen. Menschen, die diese Phase das erste Mal erleben, begegnen so Menschen, die ihre Trauer und auch schon wieder Freude zulassen können. In der Organisation ist dieses Angebot den Gesprächscafés ähnlich, allerdings liegt die Teilnehmerzahl hier bei etwa zwanzig Personen. Auch dieses Angebot ist niederschwellig und von Ehrenamtlichen organisiert und getragen.

Trauerbegleitung und Ehrenamt

Alle unsere Angebote werden gemeinsam mit Haupt- und Ehrenamtlichen geplant, die Motivation und das Engagement sind sehr hoch. Die Ehrenamtlichen formulieren selbst, wie wichtig die Begleitung von Trauernden ist, sie selbst erleben es als positiv, wenn sie Menschen durch ihre Trauer hindurch wieder ein Stück in den Alltag begleiten können.

Für die Begleitung der Ehrenamtlichen bei diesen vielfältigen Aufgaben stehen die Koordinatorinnen zur Verfügung, zweimal im Jahr gibt es Supervision, die von den Ehrenamtlichen gut genutzt wird. Neben einer Basisschulung erhalten die Ehrenamtlichen Fortbildungen, Teamtreffen und Gesprächsangebote, damit die Arbeit sie nicht überlastet.

Trauerbegleitung und Hospizdienst

In den letzten Jahren sind die Aufgaben und auch die Nachfragen im Trauerbereich kontinuierlich gestiegen, wir schauen gut, wohin der Weg führt. Uns ist es wichtig, dass diese Aufgaben für Menschen konzipiert sind, die ihre Trauer ganz normal erleben und dabei Unterstützung suchen. Die Anzahl derer, die wirklich therapiebedürftig sind, ist ganz gering. Die Entscheidung, wann wir mit einer Begleitung überfordert sind, treffen die Koordinatorinnen oder die speziell geschulte Ehrenamtliche.

Der Bereich der Trauerbegleitung ist wichtig, um Trauer aus einem Tabu herauszubringen. Diese Aufgaben sind von der Basis aus gewachsen, wie seinerzeit auch die Begleitung Sterbender. Und dazu gehört, dass Trauernde in der Mitte der Gesellschaft bleiben und weder ausgegrenzt werden noch sich verstellen müssen.

Den Bereich der Trauerbegleitung finanzieren wir über Spenden und hoffen, wenn es eine monetäre Unterstützung gibt, dass diese von gesellschaftlicher Seite her kommt. Denn das Signal der Refinanzierung über die Krankenkassen impliziert, dass Trauer immer etwas mit Krankheit zu tun hat, und das ist der falsche Ansatz.

 Claudia Wilmers ist Koordinatorin in der Ökumenischen Hospizgruppe e. V., Rheinbach-Meckenheim-Swisttal.
E-Mail: claudia.wilmers@t-online.de

Wettbewerb oder Kooperation

Die Rolle ambulanter Hospizdienste seit Einführung der spezialisierten ambulanten Palliativversorgung (SAPV)

Franziska Kopitzsch

Vorbemerkungen

Dieser Artikel basiert auf dem Ergebnisbericht der Studie »Struktur- und Prozesseffekte der SAPV in Bayern – Evaluation/Qualitätssicherung und (Aus-)Wirkungen der SAPV auf die AAPV[1] (unter besonderer Berücksichtigung des ländlichen Raums)«, durchgeführt an der Universität Augsburg unter der Leitung von Prof. Werner Schneider (Schneider et al. 2013). In der Studie beschäftigten sich die Forscherinnen mit der Erfassung, Abgrenzung und Typisierung von SAPV als ergänzendem Angebot. Dabei wurden folgende Forschungsfragen gestellt: Welche Probleme bei Kooperationen mit Hausärzten, Pflegediensten oder ambulanten Hospizdiensten kennzeichnen die SAPV-Praxis? Welchen Einfluss hat dabei das Versorgungsnetzwerk auf die SAPV-Tätigkeit?

Für diesen Artikel fasse ich unter dem Begriff »ambulante Hospizdienste« jede Organisationsform von ambulanter Hospizarbeit[2] zusammen.

Die Lage

Betrachtet man die einzelnen Perspektiven der verschiedenen Versorgungsanbieter, wie zum Beispiel Hausärzte, Pflegedienste, ambulante Hospizdienste und Pflegeheime, vor und nach Einführung der SAPV, so ergibt sich in der Zusammenfassung der Interviews aus der Studie auf der Seite der positiven Wahrnehmungen und Bewertungen eine deutliche Entlastung in der Versorgung – sofern die bisherigen Anbieter in der allgemeinen ambulanten Palliativversorgung bislang bei komplexen Versorgungs- und Betreuungssituationen an zeitliche und fachliche Grenzen stoßen. Allerdings – so die dem gegenüberstehende kritische Bewertung – werden nicht immer alle relevanten Versorgungsanbieter der allgemeinen ambulanten Palliativversorgung in die Versorgung eingebunden.

Eine besonders zwiespältige Situation zeigt sich hier bei den ambulanten Hospizdiensten. Inwieweit ein Hospizverein in die SAPV integriert wird, hängt weniger von den Wünschen, Bedürfnissen und Bedarfen der Patienten und Angehörigen ab, sondern – so die Hinweise aus dem Datenmaterial der Studie – insbesondere von *Wissensdefiziten der SAPV-Mitarbeiter* und der *Struktur der SAPV-Teams,* wie beispielsweise Entstehungshintergründen von SAPV-Teams (Hospizdienst als Initiator der SAPV, Hospizdienst als Träger des SAPV-Teams), Organisationsmerkmale (gegenseitiges Mitwirken im Vorstand und räumliche Trennung versus gemeinsame Räumlichkeiten von SAPV-Team und ambulantem Hospizdienst) und Organisationsstruktur (personelle Überschneidungen zum Beispiel im Sinne von Doppelbeschäftigungen).

Vor allem der personelle Aspekt scheint eine tragende Rolle dabei zu spielen, wie Kooperationen sich ausgestalten: Diejenigen ambulanten Hospizdienste, die mit Mitarbeitern fest in das SAPV-Team integriert sind, verfügen über verlässliche und nachhaltige Kooperationen, die aus Sicht der Mitarbeiter ambulanter Hospizdienste auch durch eine klare Abgrenzung von hospizlicher Begleitung und SAPV hinsichtlich der Aufgaben und Zuständigkeiten charakterisiert sind. Dort, wo es keine Doppelbeschäftigungen oder ansatzweise personelle Überschneidungen gibt, beklagen die ambulanten Hospizdienste sinkende Beratungen und Betreuungen beziehungsweise die zu späte Einbindung in eine palliative Begleitung.

Kooperation

Folgende Kooperationstypen ließen sich in Abhängigkeit von den Entstehungshintergründen von SAPV-Teams aus den Interviews mit ambulanten Hospizvereinen und SAPV-Teams aufzeichnen:

SAPV und Hospizdienst unter einem Dach: Bei dieser Kooperation befinden sich SAPV-Team und ambulanter Hospizdienst von der räumlich-organisationalen Struktur her unter einem Dach. Der Hospizverein ist in der Regel Hauptgesellschafter und/oder Träger der SAPV und war Initiator der SAPV-Vertragsverhandlungen. Aus Sicht des Hospizdienstes lautet das Motto hier: »Uns gehört die SAPV.« Häufig sind hierbei die Koordinatorinnen des ambulanten Hospizdienstes gleichzeitig im SAPV-Dienst tätig oder umgekehrt: SAPV-Ärzte und -Ärztinnen waren bereits vor Entstehung der SAPV im ambulanten Hospizdienst engagiert.

SAPV mit Hospizdienst: Bei diesem Kooperationstyp, bei dem das SAPV-Team als »ein Kind des Hospizvereins« gesehen wird – weil hauptsächlich auf Initiative des ambulanten Hospizdienstes das SAPV-Team entstanden ist –, sind beide Organisationen hinsichtlich ihrer räumlich-organisationalen Struktur getrennt. Die Einbindung des ambulanten Hospizdienstes ist abhängig von personellen Überschneidungen mit dem SAPV-Team. Ambulante Hospizdienste, die personell keinerlei Überschneidungen in der Beschäftigungsstruktur mit den SAPV-Teams aufweisen, berichten von tendenziell höheren Einbußen hinsichtlich ihrer Betreuungszahlen.

SAPV und Hospizdienst im Netzwerk: Bei diesem Kooperationstyp entstand die SAPV auf der Basis eines Netzwerks von medizinisch-pflegerischen Akteuren aus der ambulanten Palliativversorgung. Hier ist die Einbindung vom ambulanten Hospizdienst abhängig von personellen Überschneidungen und/oder bereits bewährten Kooperationsbeziehungen zu einzelnen Netzwerkpartnern und deren Einstellung zu einer ausgeglichenen Netzwerkarbeit.

SAPV ohne Hospizverein: Die Gründung des SAPV-Dienstes sieht formal einen Kooperationsvertrag mit einem ambulanten Hospizdienst vor. Tatsächlich bestehen aber nach Angaben der befragten ambulanten Hospizdienste bei diesem Kooperationstyp keine gemeinsamen Betreuungen oder Teamsitzungen. Befragte SAPV-Teams erklärten dieses Vorgehen dahingehend, dass eine Vielzahl an Personen für die Betreuung Schwerstkranker eher kontraproduktiv sei und die Beteiligung von ambulanten Hospizdiensten von den Patienten und Angehörigen nicht gewünscht werde (vgl. Schneider et al. 2013).

Für die Frage nach der Rolle ambulanter Hospizdienste seit Einführung der SAPV erscheinen, neben den gerade skizzierten Kooperationstypen und Entstehungskontexten von SAPV-Teams, auch die von den Hospizdiensten beschriebenen Wissensdefizite der SAPV-Mitarbeiter zu ambulanter Hospizarbeit aufschlussreich: Wenn bei den hauptamtlichen SAPV-Mitarbeitern das Wissen über Kompetenzen und Möglichkeiten zu ambulanten Hospizdiensten fehlt und – so die befragten ambulanten Hospizdienste – eine symptombezogene und medizinische Versorgung im Vordergrund steht, bleibt der ambulante Hospizdienst mit seinen Kompetenzen und Möglichkeiten in der Betreuung der Patienten nicht ausreichend berücksichtigt. In diesem Fall kommen nach der Erfahrung der ambulanten Hospizdienste tendenziell auch die Betreuung der Angehörigen sowie deren »Auffangen« insbesondere in der Trauerphase zu kurz.

Mit dem Wissensdefizit hinsichtlich der Kompetenzen und Möglichkeiten ambulanter Hospizarbeit geht ein Vermittlungsproblem gegenüber Patienten und Angehörigen einher. Interviews mit Patienten und Angehörigen zeigten, dass hospizliche Unterstützungsleistungen gar nicht oder nicht den Möglichkeiten und Angeboten angemessen kommuniziert werden. Die Interviews mit den SAPV-Teams – welche keine personellen Überschneidungen mit ambulanten Hospizdiensten hatten – zeigten darüber hinaus, dass keine genauen Kenntnisse darüber bestehen, welche personellen Ressourcen und welche Möglichkeiten der Begleitung dem ambulanten Hospizdienst zur Verfügung stehen. Darüber hinaus stellt sich das Problem, wie hospizliche Angebote kommuniziert werden, wie dieser Interviewausschnitt zeigt:

»(…) dass es sicherlich auch eine Frage ist: Wie bin ich in der Lage, auch Hospiz anzubieten? Die sagen mir: Ja, wir sagen es ja, aber es ist sicherlich die Frage, wie kommuniziere ich das wirklich, in so einer Krisensituation, wie bin ich da auch eingeübt, und da stelle ich einfach fest, dass das einfach da noch nicht so wirklich funktioniert, weil das einfach Übungssache ist (…) Also ich glaube einfach, es ist nur die Frage, wie, oder falle ich mit der Tür ins Haus? Also ich weiß zum Beispiel häufig schon bei Telefonaten, ob dieses Wort ›Hospiz‹ Ängste auslöst, wo ich einfach, wenn ich in so ein Gespräch einsteige, erst mal gucke, dass ich mit demjenigen in Kontakt komme und sage, Mensch, wir sind eine Einrichtung, die könnte Ihnen einfach dabei helfen, und versuche auf dem Weg einfach erst mal eine Anbindung an diesen Kranken zu kriegen, an die Familie, und lass dann das Wort ›Hospiz‹ einfließen. Und da merke ich einfach, das ist was völlig anderes, wie wenn in dem ersten Satz schon ›Hospiz‹ auftaucht und das einfach Angst macht und die Leute gehen zurück.« (Interview mit der Koordinationsstelle aus einem ambulanten Hospizdienst)

Um betroffenen Patienten und Angehörigen das Angebot hospizlicher Begleitung näher zu bringen, ist eine vorsichtige Annäherung vonnöten, in der Möglichkeiten aufgezeigt werden, wie der ambulante Hospizdienst die Betroffenen konkret unterstützen kann. Fällt der Begriff »Hospiz«, der noch immer bei Patienten und Angehörigen Vorbehalte und Ängste auslöst, bevor die Versorgungsoptionen aufgezeigt wurden, wird die mögliche Betreuung eher kritisch gesehen. Ambulante Hospizdienste benannten die (fehlende) Kommunikation auf Augenhöhe als ein bestehendes Problem in der SAPV, hinter der aus ihrer Sicht eine ihnen nicht zuerkannte Palliativkompetenz steht. Insbesondere solche ambulanten Hospizdienste, die Palliative-Care-Kräfte beschäftigen, nehmen teilweise eine Verdrängung durch SAPV wahr, was nachfolgendes Zitat verdeutlicht:

»Was hat sich geändert? – Vielleicht in den Begleitungen, wo wir gemeinsam auftauchen, dass wir als Hospizschwestern[3], also als die Fachschwestern, nicht mehr gefragt sind. Das ist etwas, was uns vielleicht ein bisschen Sorge macht, weil das einfach schade ist, weil man voneinander auch profitieren könnte.« (Interview mit einer Hospizschwester)

Wettbewerb

Während von allen befragten Akteuren in der Studie die durch SAPV gewährleistete palliativmedizinische Versorgungs- und Betreuungskontinuität als positiv benannt wird, wird vor allem von den ambulanten Hospizdiensten, die eine Verdrängung aus der Palliativversorgung komplexer Fälle wahrnehmen, genau das in gewisser Hinsicht auch als Problem gesehen. Gemeint ist eine – medizinisch-pflegerische – Versorgungsdominanz durch die SAPV, obwohl – in bestimmten Versorgungsfällen – diese fachlich und praktisch keinesfalls zwingend erscheint. Ambulante Hospizdienste kritisieren, dass Patienten nicht zurück in die allgemeine ambulante Palliativversorgung ge-

Um betroffenen Patienten und Angehörigen das Angebot hospizlicher Begleitung näher zu bringen, ist eine vorsichtige Annäherung vonnöten, in der Möglichkeiten aufgezeigt werden, wie der ambulante Hospizdienst die Betroffenen konkret unterstützen kann.

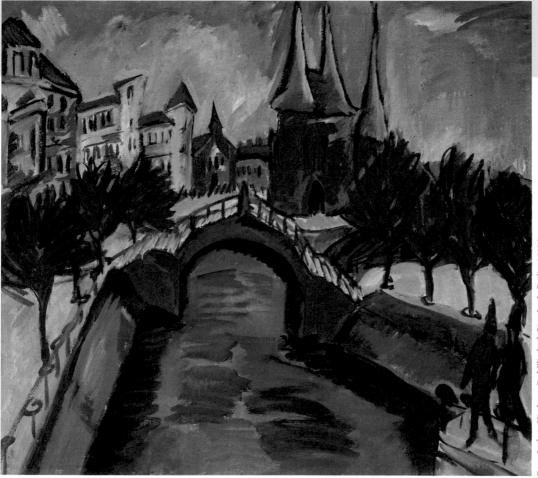

Ernst Ludwig Kirchner, Red Elisabeth Riverbank, Berlin, 1912 / Bayerische Staatsgemäldesammlungen, München / Bridgeman Images

geben werden, was aus Sicht der ambulanten Hospizdienste nicht einfach nur ökonomischen Interessen geschuldet sein muss, sondern vielmehr eine Haltungsfrage beziehungsweise eine Frage des professionellen Selbstverständnisses darstellt:

»Was für mich vielleicht auch noch so eine Frage ist, SAPV hatte ja immer den Auftrag, zu stabilisieren und dann wieder abzugeben, das sehen wir leider Gottes auch nicht, dass das passiert. Das heißt, manchmal sind Begleitungen über ein Jahr, ohne noch eine Finanzierung dafür zu haben.«
(Interview mit der Koordinationsstelle aus einem ambulanten Hospizdienst)

Auch in den Interviews mit den Angehörigen und Patienten wurden Situationen beschrieben, in denen Unterstützungsbedarf durch einen Hospizbegleiter bestanden hätte. Aber die Kompetenzen und Möglichkeiten von ambulanten Hospizdiensten werden mitunter von SAPV-Teams nicht ausreichend berücksichtigt und in der Folge auch nicht ausreichend kommuniziert, was sich wieder auf den weiteren Prozess auswirkt. Patienten und ihre Angehörigen können sich angesichts der häuslichen Versorgung überfordert fühlen.

Solche kritischen Berichte unterbinden, dass in den beschriebenen Fällen der Studie SAPV und Akteure der allgemeinen ambulanten Palliativversorgung nicht ausschließlich nach Bedarfen der Patienten und ihrer Angehörigen zusammenarbeiten und SAPV nach je eigenen Strukturen (Entstehungsgeschichte, Organisationsmerkmale, Organisationskultur) und Wissensdefiziten Angebote von ambulanten Hospizdiensten selektiert, integriert, ignoriert oder ausschließt. Darin spiegelt sich nicht nur ein Machtungleichgewicht wider, sondern es besteht auch die Gefahr, dass die SAPV-Teams durch mangelndes Wissen über die Kompetenzen und Möglichkeiten die ambulante Hospizarbeit in der Betreuung schwerstkranker und sterbender Menschen be- oder gar verhindern.

Fazit

Zusammenfassend kann festgehalten werden, dass die SAPV zweifellos und umfassend die bisherigen Rollen bestehender ambulanter Versorgungsanbieter und den kommunikativen Austausch zwischen ihnen verändert. Die SAPV trägt entscheidend zu einer verlässlichen und stabilen palliativmedizinischen Versorgungssituation bei, was eine hohe Entlastung der Kooperationspartner in der ambulanten Palliativversorgung mit sich bringt. Letztendlich bestimmt aber die SAPV als Randversorger für eine kleine Gruppe hochkomplexer ambulanter Versorgungen weit darüber hinausreichend den Bereich der Regelversorgung maßgeblich: Denn sie verändert nicht nur – wie hier im Artikel durch das Beispiel ambulanter Hospizdienste beschrieben – die Rollenzuschreibungen anderer an der Versorgung teilnehmenden Akteure, sondern durch system-

seitige Netzwerkarbeit insgesamt die allgemeine ambulante Palliativversorgung (Schneider et al. 2013).

Letztlich ist hervorzuheben, dass der integrative Ansatz der SAPV – wie vom Gesetzgeber vorgegeben – nur durchführbar ist, indem sich alle im Versorgungsnetzwerk über die Kompetenzen und Angebote möglicher Anbieter im Netzwerk informieren. Zur ambulanten Hospizarbeit zählen verschiedene Arten ambulanter Hospizdienste, welche über unterschiedliche Kompetenzen und Möglichkeiten verfügen. Für eine bestmögliche Versorgung der Patienten ist es daher für alle im Versorgungsnetzwerk betreffenden Akteure unumgänglich, sich miteinander in Formen von Runden Tischen und/oder gemeinsamen Teamsitzungen kennenzulernen und eine gemeinsame Versorgung und Begleitung in der jeweiligen Region abzustimmen.

Franziska Kopitzsch, Soziologin, arbeitete als Wissenschaftliche Mitarbeiterin bei Professor Werner Schneider an der Universität Augsburg. Seit Ende 2013 ist sie Geschäftsstellenleiterin der »Charta zur Betreuung schwerstkranker und sterbender Menschen in Deutschland«.

E-Mail: kopitzsch.franziska@googlemail.com

Literatur

Schneider, W., Eichner, E., Thoms, E., Kopitzsch, F. (2013). Ergebnisbericht: Struktur- und Prozesseffekte der SAPV in Bayern – Evaluation/Qualitätssicherung und (Aus-) Wirkungen der SAPV auf die AAPV (unter besonderer Berücksichtigung des ländlichen Raums). Universität Augsburg.

Anmerkungen

1   AAPV = Allgemeine Ambulante Palliativversorgung.
2   Der Deutsche Hospiz- und PalliativVerband (DHPV) hat in enger Kooperation mit der Deutschen Gesellschaft für Palliativmedizin (DGP) und dem Malteser-Hilfsdienst Definitionen und Kriterien zur Ambulanten Hospizinitiative- und Hospizgruppe, zum Ambulanten Hospizdienst, Ambulanten Hospiz- und Palliativ-Beratungsdienst und Ambulanten Hospiz- und Palliativ-Pflegedienst erarbeitet.
3   Der Begriff »Hospizschwester« ist regional geprägt – in anderen Gemeinden oder Kreisen von Bayern werden andere Begriffe mit oft unterschiedlicher Bedeutung benutzt.

Beratungsstellen für trauernde Kinder in England

Wer engagiert sich dort ehrenamtlich und was machen die Ehrenamtlichen für Erfahrungen?

Heidi Müller und Hildegard Willmann

Rolls, Liz; Payne, Sheila A. (2008).
The voluntary contribution to UK childhood bereavement services: Locating the place and experiences of unpaid staff.
In: Mortality, Vol. 13, Nr. 3, S. 258–281.

Viele Menschen in England engagieren sich ehrenamtlich. Der Beitrag, den sie leisten, ist enorm groß. So unterstützen beispielsweise über 70.000 ehrenamtlich Tätige die Arbeit von 427 Einrichtungen im Gesundheitsbereich mit circa 13 Millionen Stunden. Insbesondere in den Bereichen Trauerbegleitung und Palliative Care spielen Ehrenamtliche eine wichtige Rolle. Ihre Motivation, ihre Erfahrungen und die Frage, welchen Nutzen ihr Einsatz in diesen beiden Tätigkeitsfeldern bringt, wurden in Studien vielfach beleuchtet. Doch bisher wurde noch nie untersucht, welchen Beitrag Ehrenamtliche im Rahmen von Beratungsstellen für trauernde Kinder leisten. Trauerbegleitung für Kinder ist auch in England ein relativ junges Phänomen. Diese Studie von Liz Rolls und Sheila Payne gibt einen ersten Einblick, welche Arbeiten Ehrenamtliche in diesen Einrichtungen übernehmen, worin ihre Motivation für ihr Engagement besteht und welche Probleme zukünftig auf diese Einrichtungen zukommen können.

Die Studie

An der Studie nahmen 91 Trauerberatungsstellen für Kinder teil, indem sie einen Fragebogen ausfüllten. Zusätzlich wurden noch Interviews in acht Einrichtungen durchgeführt. Dabei kamen 37 ehrenamtliche und 23 bezahlte Mitarbeiter zu Wort. Die restlichen 74 ehrenamtlich Tätigen in diesen acht Einrichtungen erhielten einen Fragebogen, den sie ausfüllten. Da die Anzahl der Trauerberatungsstellen für Kinder auch in England sehr überschaubar ist, war es bei dieser Studie besonders wichtig, alle Angaben zu anonymisieren, so dass Außenstehende die Informationen keiner bestimmten Einrichtung oder Person zuordnen konnten.

Die Ergebnisse

Liz Rolls und Sheila Payne haben die Ergebnisse ihrer Studie in einem 20 Seiten langen Artikel vorgestellt. An dieser Stelle werden die interessantesten Aspekte zusammengefasst erläutert.

Fließende Grenzen

77 der befragten Einrichtungen gaben an, ehrenamtlich arbeitende Organisationen zu sein. Das würde heißen, sie wären vorwiegend auf Zuwendungen und Spenden angewiesen und würden rein durch ehrenamtliche Arbeit getragen. Doch bei genauer Betrachtung zeigte sich in der Studie, dass die Organisationen und Mitarbeiter gar nicht so unabhängig vom öffentlichen oder privatwirtschaftlichen Sektor operieren. Vielmehr scheinen die Grenzen fließend zu sein. So startete beispielsweise eine Beratungsstelle für trauernde Kinder als reine Wohltätigkeitsorganisation, wird aber jetzt vom staatlichen Gesundheitssystem (NHS)

mitfinanziert. Andere Einrichtungen, die wiederum vom NHS aufgebaut wurden, haben in der Zwischenzeit ihre Verbindung zum NHS komplett oder teilweise gelöst. Denn stirbt ein Kind in einem der staatlichen Krankenhäuser, so begegnen die Angehörigen auch der daran angeschlossenen Trauerberatungsstelle mit großer Skepsis.

Auch werden die Einrichtungen nicht allein durch ehrenamtliche Tätigkeit getragen. 66 Organisationen gaben an, sowohl bezahlte Kräfte wie auch ehrenamtlich tätige Mitarbeiter zu beschäftigen. Nur 13 Einrichtungen gaben an, rein auf die ehrenamtliche Mitarbeit angewiesen zu sein, wobei viele der »Ehrenamtlichen« einige Stunden ihrer bezahlten Arbeitszeit nutzen, um in der Beratungsstelle für trauernde Kinder tätig zu sein.

Alter und Beschäftigungsstatus

Die Mehrheit (88 Prozent) der ehrenamtlichen Mitarbeiter in den Kindereinrichtungen ist weiblich. Die meisten der dort Tätigen sind jünger als 60 Jahre. 34 Prozent sind zwischen 20 und 39 Jahre alt, 53 Prozent sind zwischen 40 bis 59 Jahre alt. 74 Prozent der Befragten gaben an, eine feste Beschäftigung zu haben, davon arbeiteten 55 Prozent sogar Vollzeit. Diese Angaben sind bemerkenswert und zeigen einen großen Unterschied zu Studien, in denen es um die ehrenamtliche Tätigkeit bei Beratungsstellen für trauernde Erwachsene ging. In einer Studie, durchgeführt in Neuseeland, zeigte sich beispielsweise, dass 53 Prozent der Ehrenamtlichen über 60 Jahre

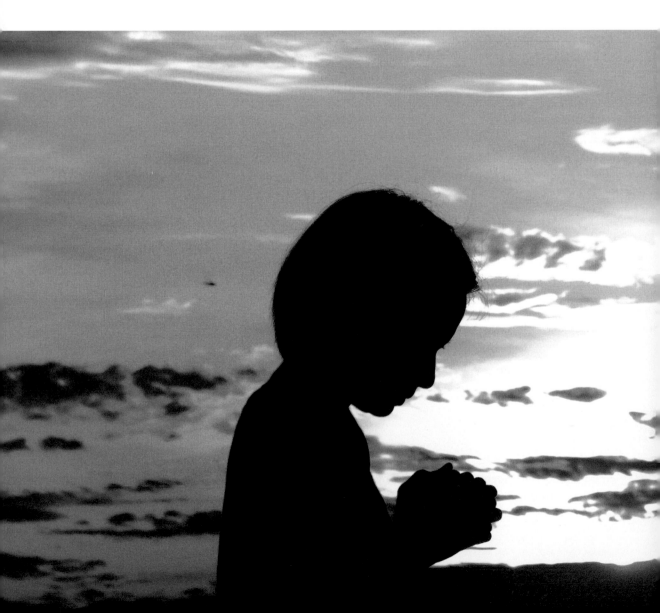

alt ist und 47 Prozent der Befragten bereits aus dem Berufsleben ausgeschieden sind. In einer Studie in England, die den Beitrag ehrenamtlicher Arbeit im Hospizbereich allgemein untersuchte, zeigte sich, dass 58 Prozent der dort Tätigen über 60 Jahre alt waren.

Bildungsstand

Der Großteil der Ehrenamtlichen in dieser Studie ist hochqualifiziert. 82 Prozent der Befragten verfügen über eine oder mehrere Berufsausbildungen oder einen akademischen Abschluss (Diplom/Master). Die meisten Abschlüsse wurden in den Fachgebieten Gesundheit/Pflege, Erziehung oder Sozialarbeit erworben. Dabei bildeten die

Krankenschwestern mit 38 Prozent die größte Berufsgruppe unter den ehrenamtlich Tätigen.

Eigene Verlusterfahrungen

Nur zwei Prozent der 74 Personen, die einen Fragebogen ausfüllten, gaben an, dass sie noch nie eine Bezugsperson (Freunde oder Verwandte) verloren haben. 11 Personen gaben an, dass sie noch nie um eine nahe Bezugsperson (Elternteil, Geschwister, Kind) trauern mussten. Das heißt im Umkehrschluss, dass 97 beziehungsweise 85 Prozent der Befragten schon Verluste erlebt haben, was für diese eher junge Personengruppe Ehrenamtlicher eine hohe Zahl darstellt. 49 Personen gaben an, ein Elternteil verloren zu haben, 10 Per-

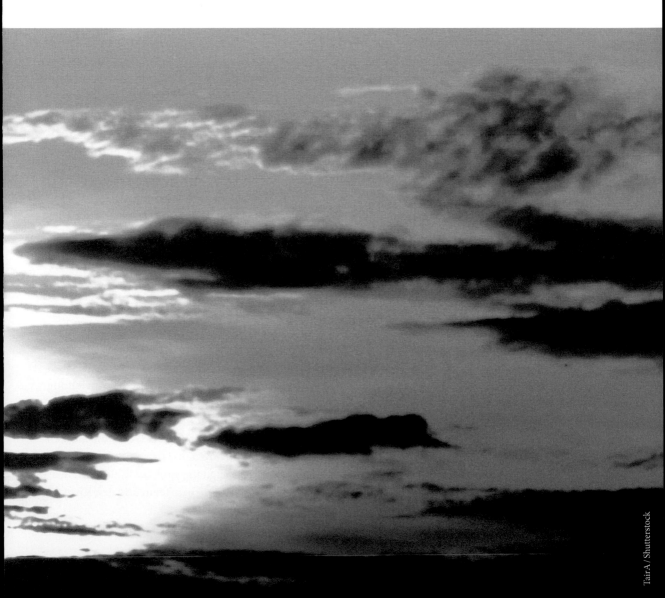

TairA / Shutterstock

sonen haben um ihr eigenes Kind getrauert und weitere 17 Personen haben den Verlust eines Geschwisterteils zu beklagen. Weiterhin gaben 55 Prozent der Befragten an, dass sie auch schon vom Tod eines Freundes oder nahestehenden Verwandten betroffen waren.

Motivation

Die Beweggründe dafür, sich ehrenamtlich in einer Einrichtung für trauernde Kinder zu engagieren, lassen sich in drei Gruppen einteilen.

1. Persönliche Gründe: Die Mehrheit der Befragten engagiert sich aus ganz privaten Gründen. 25 Personen haben beispielsweise als Kind selbst einen Verlust erlitten, andere (28 Personen) kennen ein Kind, das eine Verlusterfahrung gemacht hat, dem sie aber nicht helfen konnten. Weitere haben selbst an Trauergruppen teilgenommen und fanden das sehr hilfreich.
2. Professionelle Gründe: Ein Teil der Befragten engagiert sich, um fachliche Kenntnisse anwenden, erweitern oder um neue Erfahrungen in einem anderen Berufsfeld sammeln zu können.
3. Pragmatische Gründe: Einige Personen gaben an, sie hätten Zeit zur Verfügung, die sie sinnvoll nutzen wollten.

Einsatzgebiete von Ehrenamtlichen

Grundsätzlich arbeiten die ehrenamtlich Tätigen in drei Bereichen: Sie helfen bei der Büroarbeit, bei der Akquise von Geldern und der Beratung von den Klienten. Darüber hinaus gehende Aufgaben wie zum Beispiel die strategische Ausrichtung und Weiterentwicklung der Einrichtung oder auch das Durchführen von Fortbildungen werden meist von den bezahlten Kräften übernommen, obwohl auch viele Ehrenamtliche aufgrund ihrer Ausbildung und Berufserfahrung dafür geeignet sind. Doch mit der Übernah-me komplexerer Aufgaben oder komplizierterer Klienten würden die Anforderungen an die Ehrenamtlichen steigen. Sie müssten noch mehr Zeit und Kraft investieren. Das wollen die bezahlten Mitarbeiter den Ehrenamtlichen nicht zumuten und übertragen ihnen meist weniger umfassende Aufgaben. In Einrichtungen, in denen alle Mitarbeiter ehrenamtlich tätig sind, verläuft die Verteilung der Aufgaben flexibler; denn jeder übernimmt automatisch die Tätigkeiten, für die er ohnehin qualifiziert ist.

Rekrutierung von Ehrenamtlichen

Viele Einrichtungen gaben an, dass sie ohne ihre Ehrenamtlichen gar nicht existieren könnten. Sie verwenden viel Zeit darauf, neue Mitarbeiter zu akquirieren, sie auszubilden, und schätzen ihren Beitrag sehr hoch ein. Bei der Auswahl der zukünftigen Mitarbeiter gehen die meisten Organisationen allerdings sehr sorgfältig vor, denn ihnen ist bewusst, dass die Bedürfnisse der Kinder an erster Stelle stehen. Und so kann es passieren, dass jemand, sei er auch noch so sympathisch, nicht ehrenamtlich tätig werden kann, weil er zu wenig Erfahrung im Umgang mit Kindern hat oder nur über geringe Kenntnisse im Bereich der Verlustverarbeitung verfügt.

Wertschätzung der Arbeit

Nahezu alle Ehrenamtlichen (95 Prozent) sind von der Einrichtung, bei der sie tätig sind, unabhängig von ihrem Kenntnisstand extra geschult worden. Das ist ein hoher Prozentsatz. Im Vergleich dazu gaben nur 37 Prozent der ehrenamtlichen Mitarbeiter von Beratungsstellen für trauernde Erwachsene an, eine Extraschulung erhalten zu haben. Die meisten Ehrenamtlichen fühlen sich ihrer Einrichtung sehr verbunden, was sich auch darin ausdrückt, dass die meisten Mitarbeiter (60 Prozent) länger als zwei Jahre bei ihrer Einrichtung tätig sind. Sie fühlen sich in aller Regel vom restlichen Team und den Klienten

(Kindern/Eltern) wertgeschätzt und erleben ihre Arbeit als sinnvoll und bereichernd.

Abschließende Bemerkungen

Diese Studie hat gezeigt, welche Merkmale die Gruppe der Ehrenamtlichen kennzeichnen und welch enormen Beitrag sie leisten. Sie unterstützen nicht nur die Arbeit der bezahlten Mitarbeiter. Ohne sie wäre es vielen Einrichtungen gar nicht möglich, ihre Aufgaben zu bewältigen. Das wirft für Rolls und Payne eine Reihe von Fragen und Bedenken auf.

1. In England bewirken die gesamtgesellschaftlichen Veränderungen (zum Beispiel kürzt der Staat seine Sozialausgaben und das soziale Engagement erhöht sich) unter anderem, dass immer mehr soziale Einrichtungen entstehen. Was sich auf der einen Seite positiv anhört, kann für die große Zahl an Einrichtungen aber zunehmend zum Problem werden. Denn das hieße auch, dass zukünftig ein größerer Kampf um die ehrenamtlichen Arbeitskräfte stattfinden wird. Dabei hätten die Beratungsstellen für trauernde Kinder allerdings noch einen Vorteil, denn trauernde Kinder zu unterstützen, erscheint vielen Menschen, die sich sozial engagieren möchten, als äußerst sinnvoll. Dennoch könnten auch diese Dienste Probleme bekommen. Denn wie alle sozialen Einrichtungen brauchen auch sie Gelder, um ihr Anliegen umsetzen zu können. Doch je mehr Organisationen es gibt, desto mehr Konkurrenz entsteht unter diesen Einrichtungen.
2. Zudem ist fraglich, ob die zunehmende staatliche Unterstützung der Beratungsstellen für Kinder vorteilhaft für die Einrichtungen ist. Einerseits kann dies zwar zu einer zunehmenden Professionalisierung führen. Andererseits gehen damit auch eine erhöhte Bürokratisierung und Standardisierung aller Vorgänge einher. In der Folge könnten die Mitarbeiter weniger flexibel auf Anfragen reagieren und hätten insgesamt weniger Zeit für die Betreuung der Kinder und Eltern.
3. Ein letzter Aspekt, den Rolls und Payne kritisch anmerken, betrifft die Fortbildung der ehrenamtlichen Mitarbeiter. Diese wird bisher von anderen Fachkräften aus dem eigenen Tätigkeitsfeld übernommen. Das kann ernstzunehmende Folgen haben, denn den meisten Fachkräften fehlt für eine solche Tätigkeit die Qualifizierung. So kann es passieren, dass im Wesentlichen Erfahrungswissen, das nicht notwendigerweise richtig sein muss, statt aktuellem Fachwissen weitergegeben wird. In diesem Zusammenhang erweisen sich außenstehende Fachkräfte oft als qualifiziertere Lehrkräfte.

Wie auch immer die Beratungsstellen mit den neu gewonnen Einsichten aus der Studie umgehen werden, sie sind gut beraten, wenn sie ihre weitere Entwicklung und aufkommende Probleme wie bisher in enger Zusammenarbeit untereinander angehen.

Möchten Sie mehr zu diesem oder anderen Themen aus der Trauerforschung erfahren? Melden Sie sich gern beim kostenlosen Newsletter »Trauerforschung im Fokus« unter www.trauerforschung.de an oder schreiben Sie uns einfach eine Mail.

Heidi Müller, Diplom-Politologin, Herausgeberin des Newsletters »Trauerforschung im Fokus«.
E-Mail: heidi.mueller@trauer-forschung.de

Hildegard Willmann, Diplom-Psychologin, Herausgeberin des Newsletters »Trauerforschung im Fokus«.
E-Mail: h.willmann@trauer-forschung.de

Handbuch Kindertrauer

Norbert Mucksch

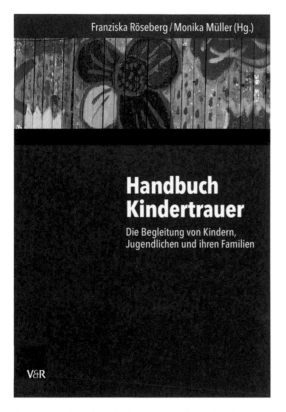

*Franziska Röseberg/Monika Müller (Hrsg.):
Handbuch Kindertrauer – Die Begleitung von
Kindern, Jugendlichen und ihren Familien
Göttingen: Vandenhoeck & Ruprecht, 2014,
547 Seiten*

Die Trauer von Kindern und Jugendlichen und die gebotenen Formen, sich dieser Trauer zu stellen, unterscheiden sich wesentlich von der Begleitung trauernder Erwachsener.

Das von Franziska Röseberg und Monika Müller herausgegebene Handbuch nimmt diese Unterschiede entschieden in den fachlichen Blick und stellt sich aus unterschiedlichsten Blickwinkeln der Herausforderung, die eine Begleitung von Kindern und Jugendlichen nach einer Verlusterfahrung ausmachen wird.

Vorausgeschickt sei, dass dieses Handbuch dabei ein Kriterium nicht erfüllt und, angesichts der vielen Facetten, die es in den Blick nimmt, auch nicht erfüllen kann: Es ist mit einem Umfang von deutlich über 500 Seiten nicht handlich. Wohl aber erfüllt es alle anderen Anforderungen an ein Handbuch, denn es behandelt sehr umfassend und systematisch und in klar geordneter Abfolge alle wesentlichen Aspekte rund um das gesetzte Thema und lässt dabei eine Fülle von Fachleuten zu Wort kommen, die sowohl mit großer fachlich-praktischer Expertise sich dem Thema widmen wie auch mit dem gebotenen theoretischen Hintergrund.

Als Angebot zu verstehende Theoriemodelle begeben sich so in eine sinnvolle und hilfreiche Verbindung mit spezifischen Situationen aus dem Bereich der Trauerbegleitung von Kindern, Jugendlichen und auch von deren Bezugspersonen.

Das Buch beginnt mit einer »theoretischen Annäherung« und vermittelt so erstes Grundlagenwissen. Dabei geht es um entwicklungspsychologische Aspekte ebenso wie zum Beispiel

Leidfaden, Heft 4 / 2015, S. 88–89, © Vandenhoeck & Ruprecht GmbH & Co. KG, Göttingen, 2015, ISSN 2192–1202

um systemische Perspektiven zur Kindertrauer und unter anderem auch um ein familienzentriertes Betreuungsmodell. Diesem Grundlagenteil kommt das Verdienst zu, der Leserin/dem Leser erste zentrale Verstehensschlüssel an die Hand zu geben, deren konkrete Nutzung natürlich der individuellen Trauerkonstellation anzupassen ist.

Der zweite Teil des Buches wendet sich dann mit sehr weitem Blick solchen Trauerkonstellationen zu. Zunächst thematisiert ein erster Beitrag die Trauer sterbender junger Menschen und differenziert sinnvoll zwischen sterbenden Kindern, Jugendlichen und jungen Erwachsenen. Das Handbuch greift aber auch die spezifische Situation trauernder Eltern auf, beleuchtet die Besonderheit von Trauerreaktionen bei hinterbliebenen Geschwistern und lässt auch bedeutsame andere Verluste nicht außer Betracht. Das Erleben von Kindern nach einem Suizid wird in dem Handbuch ebenso thematisiert wie die Trauerreaktionen von Kindern nach der Trennung ihrer Eltern oder auch die Situation, in der Kinder um Tiere trauern. Ein eigener Abschnitt widmet sich der Situation von Familien mit Kindern im Kontext der Palliativmedizin und auch die spezifische Seelsorge für trauernde Kindern wird in einem eigenen Beitrag fachlich sehr fundiert angesprochen.

Der dritte Teil mit der Überschrift »Trauerbegleitung« wird dann sehr konkret und beschreibt wiederum in großer Bandbreite unterschiedliche Formen von Begleitungszusammenhängen in diversen Kontexten (Einzel- und Gruppenbeglei-tung, Trauerbegleitung in diversen Institutionen, Trauerbegleitung mit Hilfe moderner Kommunikationsmedien: Internet, Chatrooms).

Auch die Situationen, in denen klassische Trauerbegleitung an ihre Grenzen stößt, dort, wo Trauer sich als kompliziert oder traumatisch darstellt, werden in diesem umfangreichen Werk nicht ausgeblendet.

Das Buch schließt mit einem vierten Teil, in dem unter anderem die Entwicklung eines Curriculums zur Befähigung von professionell tätigen Menschen für die Trauerbegleitung vorgestellt wird. Darüber hinaus finden sich im Abschlusskapitel aber auch Beiträge zum ganz und gar nicht randständigen Thema Fundraising zur Finanzierung von Kindertrauerbegleitung und zur Supervision für Trauerbegleitende.

Es ist dieser weite Blick, der mich das Buch immer wieder hat zur Hand nehmen lassen und der es in seiner ganzen Fülle und mit seinem Umfang zu einem echten Handbuch werden lässt, dem zu wünschen ist, dass es als Standardwerk in Hospizeinrichtungen (nicht nur im Kinderhospizbereich) immer wieder Verwendung findet.

Der intensive Praxisbezug, die Fülle an konkreten Fallbeispielen und auch die große Offenheit für das umfangreiche Spektrum in der Begleitung von Kindern und Jugendlichen und deren Bezugspersonen machen dieses Buch zu einer echten Ressource für die konkrete Arbeit. Somit schließt es eine reale Lücke auf dem umfangreichen Markt der Fachliteratur zum Thema Trauerbegleitung.

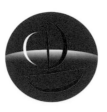

BUNDESVERBAND   **TRAUERBEGLEITUNG E.V.**

Sterbebegleitung versus Trauerbegleitung

Christine Stockstrom

Sterbebegleitung und Trauerbegleitung sind sehr wichtige und verantwortungsvolle Aufgaben. Beides sind aber verschiedene Bereiche, die sich zwar berühren und teilweise überschneiden, doch es ist ein Unterschied, ob ein Mensch aus dem Leben (Sterbebegleitung) oder in einem Trauerprozess wieder ins Leben begleitet wird (Trauerbegleitung).

Beide Begleitungsprozesse brauchen Menschen, die verantwortungsvoll, sensibel und mit einem vielschichtigen Wissen diese Aufgabe übernehmen. Beide Prozesse brauchen einen gut qualifizierten und vorbereiteten Begleitenden. Und diese Begleitenden brauchen dann auch selbst Begleitung, um sich selbst immer wieder zu reflektieren und ihrerseits aufgefangen zu werden.

Sterbebegleitende werden durch das – gewollte – Eingehen einer Beziehung zum Sterbenden und zu den Angehörigen auch selbst zu Trauernden. Daraus ergeben sich unterschiedliche Fragestellungen:

1. Es ist nicht sinnvoll wenn dieselben Begleitenden in derselben Sterbe- und Trauerbegleitung eingesetzt werden. Sie haben unter Umständen nicht mehr genügend Abstand, sind durch die Beziehung ein Teil des Trauersystems geworden.
2. Es stellt sich die Frage der Loyalität: In der Sterbebegleitung sollen die Wünsche des Sterbenden Vorrang haben, im Trauerprozess geht es um den Angehörigen. Hier könnte sowohl für die Begleitenden als auch für die Angehörigen ein Konflikt entstehen.
3. Die Trauernden haben einer anderen Person gegenüber noch einmal die Gelegenheit, ihre (Beziehungs- und Erinnerungs-)Geschichte »neu« und unbefangen zu erzählen.
4. Wie setzen sich die Sterbebegleitenden mit ihrer eigenen Trauer am Ende einer Begleitung auseinander? Wie nehmen sie selbst und die Koordinatoren diese Trauer wahr? Gibt es Raum und Rituale für die eigene Trauer?

Es ist gut, wenn Begleitende immer wieder innehalten und sich bewusst machen, dass sie ihre Tätigkeit nur in Beziehungen ausüben können, die sie auch zeichnen. Die Sterbenden und Trauernden vertrauen ihnen ein Vermächtnis über das Leben und Sterben an. Und sie vertrauen sich selbst den Begleitenden an. Das sollte gewürdigt werden – gerade auch durch Sich-Zeit-Nehmen zur Verarbeitung und zur Selbstpflege. Denn: Nur wenn sich Begleitende auch Zeit zur Trauer nehmen, werden sie Vorbild für einen gesunderen, natürlicheren und selbstverständlicheren Umgang mit Trauer sein können.

Christine Stockstrom, Diplom-Supervisorin (DGSv) und Dozentin, ist Vorsitzende des Bundesverbands Trauerbegleitung e. V.
E-Mail: stockstrom@gmx.net

Leidfaden, Heft 4 / 2015, S. 90–92, © Vandenhoeck & Ruprecht GmbH & Co. KG, Göttingen, 2015, ISSN 2192–1202

Frisch gedruckt: Unsere Imagebroschüre

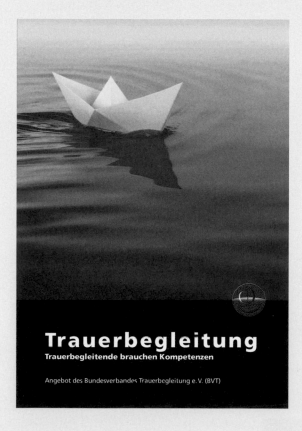

Im Spätsommer ist die Imagebroschüre des Bundesverbandes Trauerbegleitung e. V. erschienen. Die Broschüre wird in der Printversion genutzt, um interessierte Menschen, Institutionen oder mögliche Sponsoren in kompakter Form über den BVT zu informieren. Die digitale Version finden Sie unter: www.bv-trauerbegleitung.de/imagebroschuere/

Kooperationsveranstaltungen des BVT

3. Dezember 2015

Start einer Großen Basisqualifikation, die gemeinsam vom Bundesverband Trauerbegleitung e. V. und der Bundes-Hospiz-Akademie GmbH angeboten wird.

Weitere Informationen und Anmeldung:
Website: www.bundes-hospiz-akademie.de/veranstaltungen
E-Mail: trauerbegleitung@bundes-hospiz-akademie.de

15. Februar 2016, 10.00–17.00 Uhr

Fachkongress »Wie störend ist Trauer?« von Pütz-Roth Bestattungen und Trauerbegleitung in Kooperation mit dem Bundesverband Trauerbegleitung e. V., ALPHA Rheinland, der Akademie für Palliativmedizin, dem Institut für Weiterbildung, Entwicklung und Beratung sowie dem Trauerinstitut Deutschland.

Themen sind u. a.:

- Trauer, ein wesentlicher Aspekt des Menschseins
- Würdezentrierte Therapie
- Trauererschwernisse
- Stolpersteine und Leitplanken auf Trauerwegen
- Prolonged Grief Disorder – Podiumsdiskussion zum ICD-11

Referenten: Sylvia Brathuhn, Jan Gramm, Bob Neimeyer, Chris Paul, Moderation: Christiane Pörtgen

Ort: Pütz-Roth, Private Trauer-Akademie, Kürtener Str. 10, 51465 Bergisch-Gladbach

Gebühr: 79 Euro

Weitere Informationen und Anmeldung: Website: http://www.puetz-roth.de/ E-Mail: info@puetz-roth.de Telefon 02202–9358 157

---

18. März 2016, 10–15:30 Uhr

2. Wittener Fachtagung zum Thema Schockerleben und Trauerarbeit »Auf dem Trauerweg begleiten … Lebensbegleitung in erschwerter Trauer« in Kooperation mit dem Bundesverband Trauerbegleitung e. V., der Universität Witten/Herdecke, der Diakonie Mark-Ruhr und der Evangelischen Stiftung Volmarstein.

Referenten: Chris Paul (»Stolpersteine und Trittsteine auf Trauerwegen«), Prof. Dr. Harald Karutz (»Trauer oder Trauma: Worauf muss bei der Krisenintervention geachtet werden?«)

Ort: Forschungs- und Entwicklungszentrum Witten, Alfred-Herrhausen-Str. 44, 58455 Witten

Gebühr: 30 Euro

Weitere Informationen und Anmeldung: Website: www.traurig-mutig-stark.de E-Mail: traurig-mutig-stark@icloud.de

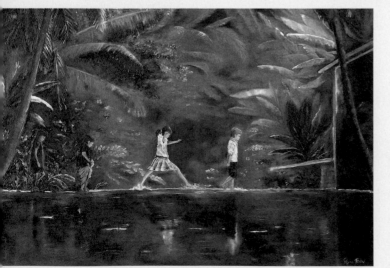

© Regine Berker

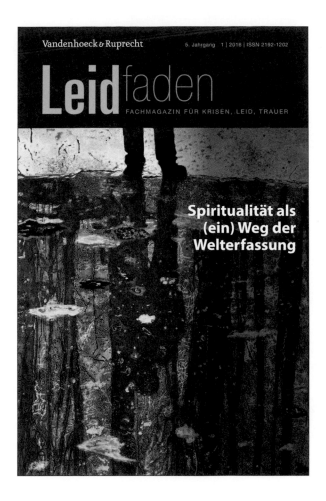

Vandenhoeck & Ruprecht   5. Jahrgang   1 | 2016 | ISSN 2192-1202

Leidfaden
FACHMAGAZIN FÜR KRISEN, LEID, TRAUER

Spiritualität als
(ein) Weg der
Welterfassung

Vorschau Heft 1 | 2016

Thema: Spiritualität

Impressum

Herausgeber/-innen:
Monika Müller M. A., KAB-Ring 22, D-53359 Rheinbach
E-Mail: vr-leidfaden@monikamueller.com

Prof. Dr. med. Lukas Radbruch, Zentrum für Palliativmedizin,
Von-Hompesch-Str. 1, D-53123 Bonn
E-Mail: lukas.radbruch@vr-leidfaden.de

Dr. phil. Sylvia Brathuhn, Frauenselbsthilfe nach Krebs e. V.,
Landesverband Rheinland-Pfalz/Saarland e. V.
Schweidnitzer Str. 17, D-56566 Neuwied
E-Mail: sylvia.brathuhn@vr-leidfaden.de

Dipl.-Psych. Thorsten Adelt (Bonn), Dr. Dorothee Bürgi (Zürich),
Prof. Dr. Arnold Langenmayr (Ratingen), Markus Melchers M. A.
(Bonn), Dipl.-Sozialpäd. Heiner Melching (Berlin), Dr. Christian
Metz (Wien), Dipl.-Päd. Petra Rechenberg-Winter M. A. (Eichenau)

Bitte senden Sie postalische Anfragen und Rezensionsexemplare
an Monika Müller, KAB-Ring 22, D-53359 Rheinbach

Wissenschaftlicher Beirat:
Dr. Colin Murray Parkes (Großbritannien), Dr. Sandra L. Bertman
(USA), Dr. Henk Schut (Niederlande), Dr. Phyllis Silverman (USA),
Dr. Margret Stroebe (Niederlande)

Redaktion:
Ulrike Rastin M. A., Verlag Vandenhoeck & Ruprecht,
Robert-Bosch-Breite 6, D-37079 Göttingen,
Tel.: 0551-5084-423, Fax: 0551-5084-477
E-Mail: u.rastin@v-r.de

Bezugsbedingungen:
Leidfaden erscheint viermal jährlich mit einem Gesamtumfang von
ca. 360 Seiten. Bestellung durch jede Buchhandlung oder beim Verlag.
Jahresbezugspreis € 68,00 D / € 70,00 A / SFr 85,50. Institutionen-
preis € 132,00 D / € 135,80 A / SFr 172,00, Einzelheftpreis € 19,95 D /
€ 20,60 A / SFr 26,90 (jeweils zzgl. Versandkosten), Online-Abo
inklusive für Printabonnenten. Preisänderungen vorbehalten. Die
Bezugsdauer verlängert sich jeweils um ein Jahr, wenn nicht eine
Abbestellung bis zum 01.10. erfolgt.

Verlag:
Vandenhoeck & Ruprecht GmbH & Co. KG, Theaterstr. 13,
D-37073 Göttingen; Tel.: 0551-5084-40, Fax: 0551-5084-454
www.v-r.de

ISSN 2192-1202
ISBN 978-3-525-80612-8
ISBN 978-3-647-80612-9 (E-Book)

Umschlagabbildung: Heinrich Stegemann, Samariter, 1919/
akg-images
Anzeigenverkauf: Ulrike Vockenberg, E-Mail: u.vockenberg@v-r.de

Bestellungen und Abonnementverwaltung:
HGV Hanseatische Gesellschaft für Verlagsservice mbH,
Servicecenter Fachverlage, Holzwiesenstr. 2, D-72127 Kusterdingen;
Tel.: 07071-9353-16, Fax: 07071-9353-93,
E-Mail: v-r-journals@hgv-online.de

© 2015
Vandenhoeck & Ruprecht GmbH & Co. KG,
Theaterstraße 13, D-37073 Göttingen

Gestaltung, Satz und Lithografie: SchwabScantechnik, Göttingen
Druck: Memminger MedienCentrum, Druckerei und Verlags-AG,
Fraunhoferstraße 19, D-87700 Memmingen

Printed in Germany

Heftbeilagen: Gütersloher Verlagshaus, Vandenhoeck & Ruprecht

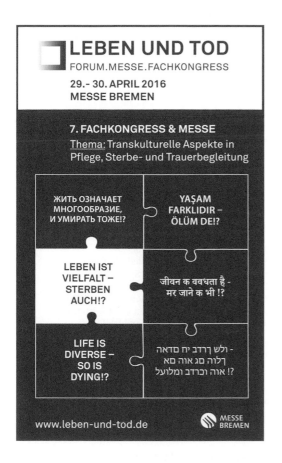
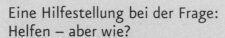
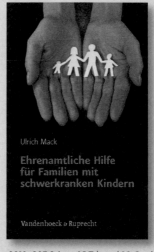

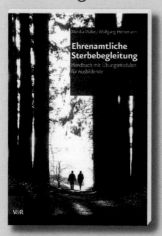

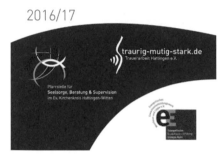

Spiritual Care

Pastoralpsychologische Weiterbildung in Seelsorge / KSA

mit Zusatzqualifikation Palliative Care oder Trauerbegleitung

2016/17

Spiritual Care - Pastoralpsychologische Weiterbildung in Seelsorge/KSA

mit Zusatzqualifikation Palliative Care für Seelsorgende oder Trauerbegleitung

Dieser Kurs ist offen für alle Berufsgruppen, insbesondere für Menschen aus dem Trauer- und Hospizbereich, aus medizinischen und pflegerischen Berufen, für Seelsorgende aller Berufsgruppen und Konfessionen und - unter bestimmten Voraussetzungen - auch für Menschen, die qualifiziert ehrenamtlich tätig sind.

Spiritual Care ist das Leitthema neben Selbsterfahrung & Beziehungskompetenz, Seelsorge & Gesprächsführung, Trauerbegleitung & Palliative Care.

Das Leitungsteam besteht aus ev. und kath. Pastoralpsycholog/innen und Theolog/innen; zwei von ihnen sind Mitglieder im BVT - Fachgruppe Qualifizierende.

Fachkompetente Referent/innen runden den Kurs ab:
Prof. Dr. Traugott Roser, Prof. Dr. Desmond Bell, Rabbiner Markus Lange, Imam Esnaf Begic, Dipl.-Päd. Sylvia Hoffmann, Dr. med. Franz-Hermann Krizanits, Dr. med. Matthias Thöns, Dipl.-Pflegewirtin Katharina Ruth, Trauerbegleiter/innen (TID) und Seelsorger/innen (DGfP/KSA) Karin Klemt und Christine Ose sowie Diakonin Annette Wagner (DGfP/KSA und BVT).

Kursgebühr: 2250 €,   Ort: Hattingen/Ruhr,
4 achttägige Kursintervalle mit 264 Ustd.
im Zeitraum von September 2016 - April 2017

Genaue Termine und weitere Hinweise unter:
www.seelsorge-beratung-supervision.de

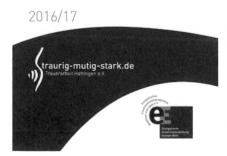

Trauernde spirituell begleiten

in diakonischen, sozialen und kirchlichen Arbeitsfeldern

Pastoralpsychologische Weiterbildung
Große Basisqualifizierung nach den Standards des BVT

2016/17

Trauernde spirituell begleiten
in diakonischen, sozialen und kirchlichen Arbeitsfeldern

Pastoralpsychologische Weiterbildung - Große Basisqualifizierung zur Trauerbegleitung nach den Standards des BVT (200 U-Std. à 45 Min.)

Dieser Kurs ist offen für alle Berufsgruppen, insbesondere für Menschen aus dem Trauer- und Hospizbereich, aus pädagogischen und pflegenden Berufen, z.B. dem Bereich Palliative Care, für Seelsorgende aller Berufsgruppen und Konfessionen und - unter bestimmten Voraussetzungen - auch für Menschen, die qualifiziert ehrenamtlich tätig sind.

Als Teilnehmende erweitern Sie Ihre Kompetenzen in Kommunikation & Gesprächsführung in belastenden Situationen, erweitern Ihre Wahrnehmungskompetenz in Selbst- & Fremdwahrnehmung, bauen Ihre Kenntnisse zum Thema Trauer in Theorie und Praxis vielfältig aus in Denkmodellen und Ritualen sowie in Einheiten zur Spiritualität, in erschwerten Situationen und in verschiedenen Altersgruppen und Lebensphasen. Sie vertiefen Ihre Kenntnisse in Bezug auf die eigene religiöse Sozialisation und die eigene Sprachfähigkeit in Glaubensfragen, auch im Umgang mit Gesprächspartner/innen, die anders konfessionell, religiös oder nicht-kirchlich gebunden sind.

Das Leitungsteam besteht aus vier ev. Pastoralpsycholog/innen. Die Gesamtleitung hat Annedore Methfessel, Supervisorin (DGfP), Lehrsupervisorin (DGfP), KSA- und BVT-Kursleitung, Mitglied BVT - Fachgruppe Qualifizierende.

Kursgebühr: 1800 €, Ort: Hattingen/Ruhr, 4 mehrtägige Kursintervalle von Mai 2016 - April 2017   -   Genaue Termine und weitere Hinweise unter: **www.traurig-mutig-stark.de**